「死ぬとき幸福な人」に共通する7つのこと

ホスピス医
小澤竹俊

アスコム

「死ぬとき幸福な人」に共通する7つのこと

はじめに

2018年5月、私はNanaさんという50代の女性の患者さんの、人生の最終段階に関わらせていただきました。

Nanaさんは末期のがんで、私たちと出会ったころは、水を飲んでもすぐに吐いてしまうような状態でした。

いくつかの対処を行ったところ、食事をとれるようにはなったものの、彼女の気持ちは重たいままで、あるとき「早くこの世から消え去りたい」と希望されました。

Nanaさんにお母さんとお姉さんがいたこともあり、私は彼女に「お二人に、

Ｎａｎａさんの人生で大切にされてきたことや重要だと思うことを形にして伝えてみませんか？」と尋《たず》ねました。

自分の人生を振り返ることで、Ｎａｎａさんの気持ちに変化が訪れるのではないかと考えたからです。

しかし彼女は「私には何も残すものはないから」と拒否しました。


そんな絶望的な状態の中で、私は次のような提案をしました。

「この病気になって気づいたことで、同じ病気で闘《たたか》っている誰かのために、何かしらメッセージを残すことはできないでしょうか？　Ｎａｎａさんの体験は、きっとほかの誰かの役に立てると思うので」

するとＮａｎａさんは、一晩考えて、『病がくれた勇気／カラー』という一篇《いっぺん》の詩を書いてくれました。

その一部をご紹介します。

「苦しみは、一人でがんばらなければいけないと思い込んでいた。
わたしの目に映る景色はモノクロだった。
でも、ある日、ほんの少しの〝勇気という一歩〟を踏み出すことで、
あたたかな手を差しのべてくれる人たちがこんなにもたくさんいることに
気がついた。
その瞬間、わたしの目に映る景色に色がついた」

さらにその後、彼女は私のために、7つの作品を書いてくれました。

それからしばらく、Ｎａｎａさんは本当に穏やかな時間を自宅で過ごすことができたのですが、やがて病状が進み、耐えがたい痛みと苦しみが、彼女を襲《おそ》うようになりました。

標準的な緩和ケアの薬剤では十分な改善を得ることができず、眠るしか有効な手立てがありませんでした。

Ｎａｎａさんは自分の死期を知ったうえで、眠ることを強く希望されました。

私は、ほかに手立てはないかと悩みながら、仕方なく眠る薬を使うことを決断しました。

するとその薬を使う直前、彼女はしっかりと私の目を見て言ったのです。

「今度生まれ変わったら、絶対に勉強して、医者になって、先生と一緒に働きたい」

この瞬間、間もなくお迎えが来るという絶望の暗闇の中で、まるで小さな灯りがついたように、Ｎａｎａさんは最高の笑顔を見せてくれました。

そして、深い深い眠りにつき、静かに自宅で50年の人生を閉じたのです。

私は24年前から緩和ケアの現場で働き始め、今まで3000人以上の患者さんの、人生の最終段階に関わってきました。

自身の死が目前に迫ったとき、多くの患者さんは、「自分には時間がない」「明日はこないかもしれない」という思いに苦しみます。

人は「明日がある」と思っているからこそ、夢や希望を抱くことができます。

つまり「明日がない」というのは、究極の絶望なのです。

患者さんやご家族と接する中で、私もたくさん悩み、苦しみ、多くのことを学んできましたが、Nanaさんもまた、あまりにも大事なことを、あらためて私に教えてくれました。

それは、「人は、人生を終える最後の瞬間まで、輝くことができる」ということでした。

重い病気を抱え、人生の最終段階を迎えた患者さんたちの多くは、苦しみの中で、ときにはそれまでの価値観が全部ひっくり返るほどの気づきを得ます。

元気なころには「当たり前だ」と思い、気にとめていなかった人の優しさや温かさ、自然などのありがたさなど、自分にとって「本当に大事なもの」を知るのです。

そのうえで「自分は、このために生まれてきたのだ」と人生の意味を悟る人や、「あの世にいったらこうしたい」「生まれ変わったらこうしたい」といった希望を抱く人、自分の子どもやあとに続く人たちに、何らかの願いを託す人もいます。

つまり患者さんたちは、死を前にして人生を新たにやり直し、心の安らぎと穏やかさ、真の幸せを手に入れるのです。

そんな患者さんたちの姿を見て、私は、人がこの世を去る瞬間まで幸福に生きるためには、

①自分で自分を否定しないこと。
②いくつになっても、新しい一歩を踏み出すこと。
③家族や大切な人に、心からの愛情を示すこと。
④一期一会の出会いに感謝すること。
⑤今、この瞬間を楽しむこと。
⑥大切なものを他人にゆだねる勇気と覚悟を持つこと。
⑦今日一日を大切に過ごすこと。

が大切なのではないかと思うようになりました。

若く健康なとき、物事が思い通りに進んでいるとき、恵まれているとき、人はわかりやすく刺激的な幸せを手に入れることばかりに一生懸命になりがちです。

しかし人生にはさまざまなことが起こります。

挫折《ざせつ》を覚えたり、財産や地位、大事な人などを失ったり、定年で職場を離れたり、病気や怪我、加齢によって体の自由が効かなくなったり……。

そのとき多くの人は、「幸せ」とは何か、自分の存在価値はどこにあるのかと苦しみ、悩むことになります。

ですが、この7つを心に留めておくことで、人生においてどれほど思いがけないことが起ころうと、穏やかに生きることができると、私は信じています。

この本をきっかけに、みなさんが「本当の幸せ」を手にしていただければ、望外《ぼうがい》の喜びです。

「死ぬとき幸福な人」に共通する7つのこと

目次

第三章 不平不満があっても家族は家族。心からの愛情を示す

第六章 死を前にして後悔しないために、大切な「夢」や「希望」は他人にゆだねる

第一章

人は何歳からでもやり直せる。だから自分で自分を否定しない

どんな状況にあっても、
あなたが価値のある人間だという
事実は変わらない

最初に、お尋ねします。
みなさんは今までの人生の中で、次のような思いを抱いたことはありませんか？

「自分はダメな人間だ」
「自分には何の価値もない」
「自分の生き方は間違っていたのではないだろうか」
「自分の人生に意味があるのだろうか」

このように、自分自身や自分の人生を否定してしまった経験のある人は少なくないと思います。

物事がスムーズに進んでいるときや、心身が健康でエネルギーに満ちているときなら、自分を否定するような感情は起こりにくいかもしれませんが、何かに挫折したり大事なものを失ったり、病気になったりすると、人はどうしても弱気になり、つい自分を責めてしまいがちです。

しかし私は、どのような苦しみの中にあろうと、できればすべての人に自分自身や自分の人生を肯定《こうてい》してほしいと願っています。

なぜなら、それらを受け入れることこそが、人の心に安らぎを与え、人に真の幸せをもたらしてくれるからです。

私は緩和ケアの現場で、3000人以上の患者さんに関わらせていただきました。

人生の最終段階を迎えた患者さんの多くは、大きな苦しみを抱えています。

病気により、未来が突然閉ざされてしまったショック。

体の痛みや薬の副作用などによって受ける心身のダメージ。

「死」という得体の知れないものが迫ってくる恐怖や、周りの人から切り離され、自分だけがこの世から去らなければならないという孤独感。

体の自由がきかず、人の世話にならなければ、移動はもちろん、食事も入浴も、用を足すこともできない自分を「情けない」と思う気持ち。

「もっとああしておけばよかった」「あんなことをしなければよかった」といった後悔。

こうしたさまざまな感情に襲われ、患者さんの中には「残された時間が少なく、何もできない自分には価値がない」「このような状態で、生きている意味があるのか」「自分の人生は何だったのか」と考えてしまう方もいます。

たとえば、膵臓がんで余命わずかと宣告された、ある70代の男性の患者さんは、私と出会ったころ、「周りに迷惑をかけたくない」「楽に逝きたい」と口癖のように言っていました。


健康なとき、彼は登山が好きだったそうです。

また彼は、自分のことは自分でしないと気が済まない性格でもありました。

かつてどんな山にも、二本の足で元気に登っていた自分が、ベッドの上での生活、車いすを使った生活を余儀なくされ、ほかの人の助けがなければ、用を足すこともままならない。

彼は苦しみ、自分自身に対し「恥ずかしい」という気持ちさえ抱いていました。


しかし、在宅チームのスタッフと関わるうちに、彼に少しずつ変化が訪れました。

きっかけの一つとなったのは、「ディグニティセラピー」です。


ディグニティセラピーとは「人生において最も輝いていたのはいつごろで、そのときあなたは何をしていましたか？」といった人生の振り返りを通して、患者さんに誇りを取り戻していただき、ご自身が果たしてきた役割を再確認していただくというものです。

さらにめぐみ在宅クリニックでは、スタッフが、患者さんの答えをもとに、患者さんから大切な人たちへのメッセージを手紙にまとめるお手伝いをしています。人生で学んだ教訓や思いを大切な人たちに伝えることで、患者さんに心の安らぎを得ていただくこと、患者さんの思いを、周りの方々の今後の人生の支えにしていただくことが、その大きな目的です。

この患者さんがご家族に遺された手紙には、次のように記されていました。

「私の人生の中でもっとも重要だと思っている出来事は、お母さんと出会ったこと、そして二人の子どもたちが生まれたことです。30代で転職したとき、生活するのが精いっぱいで苦しい時期ではあったけれど、家族がいてくれたから楽しかった。また、サラリーマンとしての満足感はあるし、会社勤めを通して、社会に対する役割を果たすことができたと思っています」

ディグニティセラピーを通して、あらためて自分が人生で味わった喜び、果たしてきた役割に気づき、自尊《じそん》感情（自分を大切だと思える感情）や自己肯定感（自分の存在を認める感情）が高まったためでしょう。

彼は今の自分を受け入れ、以前よりもずっと穏やかな表情で、日々を過ごすようになりました。

人が生きるうえで、自分の考えや行動を反省し、必要に応じて改善することは、もちろんとても大事です。

それは、将来をより良くし、より輝かせることにつながるからです。

しかし、反省し改善することと、自分自身や自分の人生をやみくもに否定することとは大きく異なります。

「自分には価値がない」「自分の人生には意味がない」などと考えることは、自分で自分の将来を奪うことでしかありません。

いくつになっても、どんな状況にあっても、かけがえのない自分、かけがえのない自分の人生を肯定し、受け入れる。

それは、人生最後の瞬間まで幸せに生きるうえで必要不可欠なことだと、私は思います。

「これでよい」。
その一言が自分も他人も
救ってくれる

今の世の中では、みな「よくできました」という評価を得るために、一生懸命頑張っているように私は思います。

試験でいい成績をとって、親や教師から「よくできました」と言われたい。
仕事で成果を上げて、上司や同僚から「よくできました」と言われたい。
家事や育児を頑張って、パートナーから「よくできました」と言われたい。
何よりも、常に自分自身に対して「よくできました」と言える自分でいたい。

おそらくみなさんも、こうした思いを抱えながら、さまざまな課題に取り組まれているのではないでしょうか。

私自身も、かつてはそうでした。
日々、患者さんと接する中で、「自分に『よくできました』と言えるよう、できるだけ患者さんの役に立ちたい」と思っていた気がします。

もちろん、「よくできました」という評価を求めることは、ときには大きな励みになります。

仕事や勉強で何らかの成果を上げたとき、「人の役に立てた」と心から思えたとき、人から「よくできました」と評価されたり、自分自身に「よくできました」と言ってあげたりすることで、自尊感情や自己肯定感もおのずと高まるでしょう。

ただ一方で、「よくできました」という評価を求めること、つまり「完璧《かんぺき》な自分でありたい」と望むことが、苦しみにつながることもあります。

人生には、いろいろな時期があります。

どんなに力を尽くしても、なかなか成果が上がらないこと、自分の力の限界を感じること、病気や怪我などで、思うように体を動かすことができないこともあるでしょう。

また、年齢を重ねればどうしても、昔できたことができなくなりますし、人生の最終段階では、人の世話になったり、人に迷惑をかけたりすることも増えます。

そんなとき、完璧な自分でいることにこだわっていると、どうしても不完全な(成果を上げられない、人の役に立てない)自分へのいらだちが募《つの》り、「何もできない自分には、価値なんてない」という気持ちになってしまったり、無力感にさいなまれたりしてしまいます。

自尊感情や自己肯定感も、どんどん低くなっていくでしょう。

そして、それがときに悲劇を生み、自分や周りの人を苦しめることもあります。

2018年1月、ある有名な評論家が入水自殺し、手伝いを頼まれた二人の知人が自殺ほう助の罪に問われたことが話題となりました。
その評論家は生前、自著（西部邁『保守の真髄／老酔狂で語る文明の紊乱』講談社現代新書の中で次のように述べています。

「述者は、結論を先にいうと病院死を選びたくない、と強く感じかつ考えている。おのれの生の最期を他人に命令されたり弄《いじ》り回されたくないからだ」

自殺を選んだ原因として、4年前に妻を亡くしていたこと、健康を害していたことなどが挙げられていますが、私はこの方の「自分の生も死も、完全に自分でコントロールしたい」という強い気持ちが、一つの引き金になったのではないかと思っていますし、今後、同様に「最後まで完璧な自分でいたい」「人生の幕を自分で引きたい」と考える人が、どんどん増えていくのではないかとも思っています。
私が関わらせていただいた患者さんの中にも、「立派に死にたい」「潔《いさぎよ》く死にたい」と口にする方が少なからずいらっしゃるからです。

しかし、人間は本来、決して完璧なものではなく、「立派な死」「潔い死」など、ほとんど存在しないといってもいいでしょう。

人生の最終段階で人の世話になったり、人に迷惑をかけたりするのは当たり前のことであり、仕方がないことでもあります。

そうした現実や「弱く、不完全な自分」を受け入れられず、無理に自分の理想を通そうとすれば、結局、自分にも周りの人にも、より多くの苦しみを与えることになってしまうのです。

ですから私は、みなさんにはぜひ、「よくできました」に代わる言葉を持っていただきたいと思っています。

それは「これでよい」という言葉です。

思うような成果が出せないとき、自分がまったく人の役に立てていないと感じたとき、「自分には価値がない」という気持ちになったとき、そんな自分を「これでよい」と穏やかに赦《ゆる》すことができたら、どうでしょう。

多くの人の苦しみが減り、心が救われるのではないでしょうか。

もっとも、「これでよい」というのは、使い方が難しい言葉でもあります。「これでよい」という言葉はしばしば、努力を放棄《ほうき》したりあきらめたりする言い訳として用いられがちだからです。

たとえば、在宅チームのスタッフが全身全霊で患者さんに関わり、それでも力及ばなかったときに、苦しみの中で「これでよい」と思うのと、最初から「苦しむ患者さんの力になれなくても仕方がない」とあきらめ、そんな自分を正当化するために「これでよい」と思うのとでは、意味がまったく違ってきます。

もちろん、与えられた条件の中でできるだけの努力をし、それでも思うような成果が出せなかったり、人の役に立てなかったりしたときに、「これでよい」と自分自身を認め、受け入れてあげることは必要かもしれません。

しかし私は、「これでよい」という言葉は、一生懸命に頑張った人を優しく肯定してあげるときに、ぜひ周りの人たちに用いてほしいと考えています。

高齢化に伴い、これからの日本社会は、「不完全な自分、不完全な他人を認められる社会」になっていかなければなりません。

そのためにも、人と人がお互いに「これでよい」と言い合い、互いの存在をそのまま認め合い、赦し合うことが必要だと、私は思います。

どうしてもつらいときは、
身のまわりの自然、
大いなる存在に心をゆだねる

人生にはいろいろなときがあります。

生きていれば、挫折や失敗によって自信をなくしたり、自分と他人を比べ、自分を否定したくなったりすることもあるでしょう。


そのような気持ちに襲われたときは、ぜひ自然に目を向けてみてください。

山や海へ出かけ、環境をがらりと変えるのもいいですし、それができないときは、身のまわりの自然を、一日のうち、ほんの数分眺めるだけでもかまいません。

自然はきっと、たくさんのことを教えてくれるはずです。


以前、私が関わらせていただいた、ある50代の男性の患者さんは、もともとは猛《もう》烈《れつ》な仕事人間でした。

朝早く家を出て、不動産会社の営業マンとしてバリバリ働き、夜は遅くに帰宅するという毎日を繰り返していたそうです。

また彼は、一日一箱以上は煙草《たばこ》を吸うヘビースモーカーでもありました。家族や周りの人は当然心配していましたが、彼は子どものころから体力と体の丈夫さに自信があり、心のどこかで「自分だけは病気になどならないだろう」と思っていました。

しかし、体調不良をきっかけに検査を受けたところ、肺に進行性のがんが見つかり、彼の生活は一変しました。

医師から「すでにあちこちに転移があり、積極的な治療は難しい」「一年以上生きることは難しい」と告げられたのです。

彼はふだん、周りの人たちに「煙草をやめてまで長生きしようとは思わない」「俺は太く短く生きるんだ」と冗談交じりで言っていましたが、いざ余命を宣告されると、そのショックは想像以上に大きく、最初のうちは自分の身に起こったことが信じられませんでした。

仕事人間だった彼にとって、仕事ができなくなってしまった悲しみはとても大きく、「仕事もできなくなった今、自分に生きている意味はあるのだろうか」との思いにさいなまれたそうです。

それでも彼は、ご家族や在宅チームのスタッフに見守られ、時間をかけて少しずつ「自分が病気であること」「残された時間が、それほど多くはないこと」を受け入れていきました。

すると、身のまわりのものが、まったく違って見えるようになったのです。

病気が見つかる前、彼は毎朝、自宅から駅までの道を脇目も振らず早足で歩き、街なかで空き地や古い家を目にしても、「ここにビルを建てたら、どのくらいの収益が上がるだろう」といったことばかり考えていたそうです。

ところが、「もうすぐ自分は、この世を去るのだ」という思いを抱きながら、通い慣れた道を歩いているとき、彼は今まで一度も心に留めたことのない、あるものに気づいたのです。

それは、道端に咲く小さな花でした。

アスファルトのわずかな隙間から顔を出し、けなげに咲いている花を見て、彼は「なんて美しいんだろう」と思わずにはいられなかったといいます。

名もない小さな花でも、ただそこに存在しているだけで、十分に美しく、尊《とうと》く、人に安らぎを与えてくれる。

そのことに、彼は生まれて初めて気づいたのです。

それ以来、彼には空の青さ、太陽の輝き、木々の緑の鮮やかさ、頬をなでる風の気持ちよさなど、すべてのものが愛しく感じられるようになったそうです。

「私は仕事が大好きで、忙しく働いてきたし、充実した人生を送っていると思っていました。でも、だからこそ、病気になってから、『仕事をせず、社会に貢献《こうけん》できていない自分には価値がない』と思いすぎていたような気がします。それに、自分がこんなにも美しい自然に囲まれ、自然の恩恵《おんけい》を受けて生きているのだということを、今まですっかり忘れていました。病気にならなかったら、命の尊さや自然の美しさにも、自分が生かされているということにも、ずっと気づかなかったかもしれません」

彼は、出会ったころに比べると見違えるほど穏やかな表情で、そう語ってくれました。

なお、自然の偉大さが、人を苦しみから救ってくれることもあります。

やはり過去に関わらせていただいた女性の患者さんは、ＩＴ関連の企業で好きな仕事をしながら、独身生活を謳歌《おうか》していました。

ところが40代のある日、難治《なんち》性の乳がんであることがわかったのです。

残された時間が短いと知った彼女は、やはり大きなショックを受け、「まだまだ、やりたいことがたくさんあるのに」という思いや「結婚もせず、子どもも産まないままこの世を去る自分に、生まれてきた意味はあったのだろうか」という後悔の念にさいなまれたそうです。

笑顔をなくし、しばらくふさぎ込んでいた彼女に変化が訪れたのは、登山好きな友人のおかげでした。

友人に無理やり家から引きずり出され、東京近郊の山に登った彼女は、頂上から見た景色の美しさに、しばらく涙が止まらなかったそうです。

そして、今までそんなことを考えたこともなかったのに、ふと「自分たちは大自然に生かされ、大自然に帰っていくのだ」「大自然は、自分という存在を丸ごと受け入れてくれるのだ」と思い、「病気」という苦しみと、きちんと向き合う覚悟が生まれたといいます。

特に都会で生活していると、私たちはつい「自然の中で、自然と共に生き、自然によって生かされていること」を忘れてしまいがちです。

しかし、身のまわりの自然のありように目を向け、自然とのつながりを思い出したとき、それは大きな安心感と幸福を、自分自身を素直に受け入れる気持ちを、私たちに与えてくれます。

私たちは大いなる自然の一部であり、ただこの地球上に存在しているだけで、十分に価値があるのです。

第二章

老いて体が動かなくなったとしても、
新しい一歩を踏み出す

「このために生まれてきた」と
心から思えたとき、
人は究極の幸せを味わう

みなさんは今までの人生の中で、どのようなときに幸せを感じましたか？

希望していた学校や会社に入れたとき、仕事で成果を上げたとき、自分のしたことが「人の役に立っている」と実感できたとき、好きな人と結ばれたとき、子どもや孫が生まれたとき、家族や自分が健康で、大きな悩みや心配事がないとき……。

人によって、答えはまったく異なるでしょう。

誰かを傷つけたり不幸にしたりするようなことでなければ、何に幸せを感じようと、その人の自由ですし、そもそも「幸せだ」と感じられたような瞬間があること自体が素晴らしいことだと、私は思います。

しかし一方で、このような質問を投げかけると、「私には今まで、いいことなんてなかったし、幸せだと思ったことなど一度もない」と答える人もいます。

人はみな、さまざまな事情を抱えて生きています。

「親と折り合いが悪く、愛された経験がない」「結婚したことがなく、子どももいない」「希望の仕事に就《つ》けず、職を転々とした」「周りに勧められるまま結婚し、義理の両親の介護に追われてきた」「重い病気を抱え、余命わずかだと宣告された」

こうした過去の経験や現在の状況から、「自分の人生は幸せではなかった」と感じる人がいるとしたら、それも仕方がないことだと思います。

ただ、緩和ケアの現場でたくさんの患者さんと関わらせていただく中で、私が確信したことがあります。

それは「どのような人生を歩んできた人でも、『自分はこのために生まれてきたのだ』と心から思えたときに、大きな幸せを感じる」ということです。

「ろくな人生じゃなかった」が口癖だった患者さんが、人生で失敗したこと、学んだことをブログに書くことを思い立ち、「俺はこのために生きてきたのかな」と笑顔でおっしゃったこともありました。

「家事や育児や介護に追われているうちに、人生が終わりに近づいてしまった」とぼやいていた女性の患者さんが、「でも、家族の笑顔や健康を守れたことが私の誇りです」と幸せそうにおっしゃったこともありました。

ちなみに、私が「自分はこのために生まれてきたのかもしれない」と初めて強く思ったのは、医師を志すようになった高校生のときでした。

当時の私は、とても医学部に入れるような成績ではありませんでした。

高校三年生になって受けた模擬試験の結果にはことごとく「合格の可能性5％未満」「志望校変更が望ましい」と書かれていたのです。

どうしても医師の仕事がしたくて必死に勉強したものの、なかなか成績がついてこず、心が折れそうになったことも何度もありました。

そんなとき、私を支えてくれたのは、山口百恵さんが歌う『いい日旅立ち』の歌詞でした。

何の資格もない、医学部に入れるかどうかさえわからない高校生だった私ですが、心の中で「日本のどこかで、医師になる私を待っている誰かがきっといる」と信じていたのです。

そんな「誰か」のために、私は勉強を続け、神様に祈りました。

「どうか私に、医師としての道を与えてください。もし、その道を与えていただければ、私は必ず、苦しむ人のために人生を捧《ささ》げます」と。

思いが神様に届いたのか、私は奇跡的に慈恵《じけい》医大に入学することができ、緩和ケアの現場で働くようになり、めぐみ在宅クリニックを開設して10年以上の月日がたちました。

大きな苦しみを抱えた患者さんやご家族と向き合う日々が続いていますが、私は自分が、この患者さんたちやご家族と出会うために生まれてきて、医師になったのだと感じています。

また、受験勉強に苦しみ悩んだあの日々があったからこそ、私は辛いことがあっても、この仕事を続けてこられたとも思っています。


たとえそれまでの人生が、困難なものであったとしても、「つらく苦しい出来事にも、意味があった」と気づき、「自分はこのために生まれてきたのだ」と納得し、明日への希望を持つことができれば、その瞬間、人生は大きく変わります。

そしてそれこそが、人にとっての究極の喜びや幸せなのではないかと、私は思うのです。

この世を去る瞬間であっても、
人は新しい一歩を踏み出せる

人は何歳からでも、人生をやり直すことができる。

これは私の持論です。

若いとき、健康なとき、仕事ばかりに熱中して家族を大事にしなかった。自分の欲望を満たすため、周りの人をさんざん傷つけた。会社のため、利益を上げることが何よりも大事だと思っていた。あるいは、今までいいことなど一つもなく、自分の人生に価値などないと思っていた。

そのような人生を歩んできた人が、病気や怪我をしたり、大きな苦しみや挫折を味わったりしたとき、初めて人の優しさ、ありがたさを知り、自分がやるべきことは「ただお金を稼ぐこと」「欲望を満たすこと」ではないのだと気づいたり、「自分は多くの人に支えられて生きていたのだ」と気づいたりすることがあります。

そこで「これからは、もっと家族を大事にしたい」「人の役に立つことをしたい」「自分の人生を、もっと価値あるものにしたい」といった新たな希望や目標を持つことができれば、何歳であろうと、どんなタイミングであろうと、人生は大きく変わり、本当の意味での幸せを感じられるようになります。

では、そのような「気づき」を得たのが、死が間近に迫っているときだったらどうでしょう。

以前、銀行の支店長を務めていたという、50代の男性の患者さんに関わらせていただいたことがあります。

彼は高校を卒業してすぐに入行し、「お金を返せそうにない人や企業には、絶対に融資《ゆうし》をしない」という厳しい仕事ぶりでめきめきと成績を上げ、大学卒の同期よりも早く支店長になり、収入も増えたそうです。

ところが、50歳を過ぎたある日、検診で肺がんが見つかりました。治療を開始したものの、がんの進行があまりにも早く、治る見込みがなかったため、彼は緩和ケアを受けることを決意しました。

最初のうち、彼はひどく苦しんでいました。元気だったころの彼は、家族のことも顧みず仕事に打ち込み、「仕事ができない人間は、銀行にとっていらない存在だ」と考えていました。そんな自分が、仕事ができないどころか、人の手を借りなければ日常生活もままならなくなってしまったことを嘆き、「一生懸命働いてきた自分が、どうしてこんな目に遭《あ》わなければならないのか」と怒り、献身《けんしん》的に看病をするご家族にも在宅チームのスタッフにも、しばしば声を荒げていました。

しかし、そんな苦しみの中で、あらためて自分の人生を見つめ直し、彼は気づいたのです。

「どんなに高い地位や多くのお金を手に入れても、あの世には持っていけないし、死んでしまったら、まったく意味がない」「人生において本当に大切なのは、家族からの愛情や同僚との友情、仕事相手との信頼など、目に見えないものなのだ」「自分は今まで、家族や友人に支えられていたのだ」ということに。

それから彼は少しずつ、周囲の人への感謝の言葉を口にするようになりました。

また、お子さんには「どんなに収入が良くても、他人を不幸にする仕事には就かないでほしい」と望むようになり、銀行の仲間には、亡くなる間際まで「人からも社会からも信用される銀行をつくってほしい」というメッセージを送り続けました。

「私は嬉しいんです。大切なことに気づくことができ、それを家族や同僚に伝えることができるからです。今はこんな体ですが、私はとても幸せです」という彼の言葉を、私は今でもよく覚えています。

人は、この世を去るギリギリの瞬間まで、人生を変え、本当の幸せを感じることができる。

私は、そう思っています。

いやむしろ、死を間近に控えたときこそが、「目に見える幸せ」「わかりやすい幸せ」に惑《まど》わされず、「自分が本当は何をするべきなのか」に気づく、大きなチャンスであるといえるかもしれません。

自分の心に正直に生きてこそ、
品と艶《つや》のある人生が手に入る。
お金はあなたを幸福にしない

昨年、アラン・ワッツというイギリスの哲学者のスピーチが、SNSで話題になりました。

「もしお金が存在しなかったら、何がしたいですか?」と題されたそのスピーチで、アランは次のように語っています。


「私はよく学生の進路相談に乗るのですが、『大学を卒業した後、何をしたらいいのかわかりません』と尋ねる彼らに、『もしお金が存在しなかったら、何がしたい?』『何をして人生を楽しみたい?』と問いかけると、彼らは答えます。

『画家になりたい、詩人になりたい、作家になりたい……。でもそれではお金が稼げません』

また、中には『馬に乗ってアウトドアな生活をしたい』と答える学生もいます。

そこで私は『君は乗馬学校の先生になりたいのですか? 本当にしたいことは何なのか、もっと深く考えなさい』とさらに問いかけ、彼らがついに〝自分が本当にしたいこと〟に気づいたら、こう言います。
『では、それをしなさい。お金のことは忘れるんだ』」

そして、アランは続けています。
「生きるために、したくない仕事をし続けるのはばかげている。どんなことでもいいから、本当に好きなことを一生懸命していれば、必ずその道の達人になり、それなりの報酬《ほうしゅう》を払う人も出てくるだろう。だから何も心配することはない」

アラン自身は1973年に亡くなっていますが、半世紀近い時を経てこのスピーチが多くの人の心をつかんだのは、同じような悩みや迷いを抱えている人が、まだまだたくさんいるせいかもしれません。

しかし、みなさんの中には「お金のことを考えず、自分のしたいことをやって生きていけたら理想的だけど、そう簡単にはいかない」と思った方も、おそらくいらっしゃるのではないでしょうか。

たしかに、この社会で生きていく以上、お金は必要であり、「お金のことを考えずに仕事を決める」というのは、あまり現実的ではありません。

特に先行きが不透明で、若者から老人まで、多くの人が将来に対し不安を感じている昨今《さっこん》、「本当にやりたいことだけやればいい」「お金はあとからついてくる」などと思い切ることは、なかなかできないでしょう。

また、若く健康で、バリバリ働いていられるうちは、人はどうしても、お金や名誉などの「わかりやすい幸せ」「目に見える幸せ」「自分だけの幸せ」を追いかけてしまいがちです。

世の中には楽しいこと、魅力的な商品があふれていて、お金を出せば、それらを手に入れることができます。

しかも、お金や名誉などは、簡単に他人と比較することができます。人よりも多く手に入れられれば、優越感を覚えることもできますし、それが働くうえでのモチベーションになったり、生きていくうえでのエネルギーになったりすることもあるでしょう。

高い報酬につられてやっているうちに、最初は好きではなかった仕事がだんだん楽しくなってくる、ということもあるかもしれません。

ですから私は、お金や名誉などを追い求めることももちろん否定はしませんし、決して無駄ではないとも思っています。

ただ、残念ながら、それらによって得られる幸せには限界があります。

お金も名誉も、手に入れた瞬間は人を幸せな気持ちにしてくれますが、同時に苦しみをも生み出します。

一度それらを手に入れる喜びを知ると、欲望が刺激されてもっと欲しくなり、「これだけ手に入れたから満足」などとは、なかなか思えなくなるからです。

簡単に他人と比較できる分、それを生きる目的や、幸せを測る基準にしてしまうと、「自分の方が少ない」と不満に思うことも増えるでしょう。

そうなると結局、幸せよりも、「満足できない」という苦しみの方が大きくなってしまうのです。


さらに、人との別れや挫折など大きな苦しみを味わったり、年齢を重ね、仕事を退いたり、体の自由がきかなくなったり、病気になったり、死が間近に迫ったりしたとき、多くの人は、お金や名誉などが決して自分の心を安らかにしてくれないこと、自分を本当の意味で幸せにはしてくれないことに、ようやく気づきます。

人生には、お金や名誉などがあってもどうにもならないことが、たくさんあるからです。


お金は、「生活していけるだろうか」といった不安を和《やわ》らげ、一時的な楽しみや喜びを与えてくれますが、別れや挫折などによる苦しみを癒《い》やしてはくれません。

どんなにお金を積んでも治らない病気はありますし、お金や名誉が死に対する恐怖を和らげてくれるわけでもありません。

仕事を退けば、名誉や役職は、ほとんど意味をなさなくなります。


苦しみを抱えたとき、若さや健康を失ったとき、自分の心に本当に安らぎや幸せをもたらしてくれるものは何なのか、病気や死の不安から自分を救ってくれるものは何なのか。

それは、いつもそばで自分を支えてくれている家族や友人の存在かもしれません し、圧倒的な自然の偉大さ、美しさかもしれません。

あるいは「自分の存在が、または自分の仕事やしてきたことが、誰かの役に立った」「いつでも自分の心に正直に生きてきたし、悔いはない」「自分の人生には意味があった」という思いかもしれません。

この社会で生きていくうえで、お金のために働くことも、ときには大事かもしれませんが、それだけでは、人は本当の意味で幸せにはなれません。

そして、何歳になろうと、お金や名誉以外の「本当に大事なもの」に気づいたとき、本当の人生がスタートするのです。

第三章

不平不満があっても家族は家族。心からの愛情を示す

家族を愛すれば愛するだけ、不安や悩みは消えていく

「家族の存在、家族との絆《きずな》が人に幸せをもたらしてくれる」

この言葉を見て、「なんだ、当たり前のことじゃないか」と思われた方は、きっとたくさんいらっしゃるのではないでしょうか。

実際、ご家族のために一生懸命働いたり家事をしたり、休みの日は一緒に出かけたり、みなさんそれぞれにご家族を愛し、大切にされているのではないかと思います。

しかし一方で、おそらくみなさんの中には、「急な仕事が入ったとき、家族との約束よりも、そちらを選んでしまう」「家族と過ごす時間よりも、自分一人の時間、趣味に費やす時間、友人との時間を優先させてしまう」「愛していること、大切に思っていることを、家族にきちんと伝えたことがない」という方もいらっしゃるでしょう。

「家族のことを愛してはいるけれど、一緒にいると、つい腹を立てたり不満を抱いたりしてしまう」という人もいるかもしれません。

それは、仕方のないことです。

どんなに愛しているもの、大切なものでも、「そばにいるのが当たり前」になると、人はどうしても、その存在のありがたさを忘れてしまいがちだからです。

ところが、ひとたび非日常的な出来事が起こると、多くの人は真っ先に家族のことを思い浮かべます。

嬉しいことが起こったとき、最初に伝えたいと思う相手や、災害が起こったとき、まず安否を確認しなければと思う相手は、やはり家族なのではないでしょうか。

自らの死を前にした人も同様です。

私が緩和ケアの現場で出会った患者さんたちは、必ずといっていいほど、ご家族に思いをはせ、ご家族の存在を心の支えにされていました。

そして、病気や死という苦しみに直面しながらも、ご家族への愛情、ご家族からの愛情、ご家族との絆によって、安らぎや穏やかさを取り戻していかれるのです。


たとえば以前、私は、肝臓がんで余命わずかと宣告された、60代後半の患者さんに関わらせていただいたことがあります。


最初のうち、その患者さんは毎日、暗い顔で過ごされていました。

ご家族ともほとんど会話をせず、在宅チームのスタッフに対しても、「痛い」「つらい」「眠れない」といった言葉を発するだけでした。

そんな患者さんに、私たちは関わり続け、彼の言葉の一つひとつに、丁寧《ていねい》に耳を傾けました。

すると彼は少しずつ、自分の苦しい胸の内を話してくれるようになりました。

彼は長年、自動車メーカーの社員として懸命に働き、奥さんと共に、二人のお子さんを立派に育て上げました。

仕事は多忙で、大変なこともたくさんありましたが、「愛する家族を養うため」との思いを胸に頑張り抜いてきたのです。

そんな彼の病気が発覚したのは、定年退職し、待望の初孫も生まれ、「これから第二の人生を謳歌《おうか》しよう」「家族との時間を大事にしよう」と思っていた矢先でした。

ショックはあまりにも大きく、彼は「まだまだやりたいことはたくさんあるし、孫の成長を見守るのを楽しみにしていたのに、どうして自分がこの世を去らなければならないのか」という、どうにもならない苦しみを抱えていました。

ご家族との会話を避けていたのも、「かわいい孫や愛する家族と楽しい時間を過ごせば過ごしただけ別れが辛くなる」「家族と話すと、元気なときにもっと大事にしておけばよかったという後悔に襲われてしまう」という、つらく切ない理由からでした。

一方で彼は「こんな気持ち、他人に理解してもらえるはずがない」と考え、ずっと心を閉ざしていたのです。

たしかに私たちには、彼の苦しみを本当の意味で理解することはできないかもしれませんが、彼の「苦しいという気持ち」に向き合うことはできます。

苦しみを訴える彼の言葉に耳を傾け続ける在宅チームのスタッフの態度に、おそらく彼は安心感を覚え、少しずつ気持ちが整理されていったのでしょう。

彼の表情は日に日に穏やかになり、ご家族との会話も増えていきました。
そしてあるとき、次のように話してくれたのです。

「私は病気になってからずっと、『どうして自分がこんな目に遭うのか』と恨めしく思い、『元気なときに、もっと家族を大事にすればよかった』と、自分の生き方を悔やんでいました。でもみなさんに自分の気持ちを話しているうちに、自分が今、何を望んでいるかがわかりました。『落ち込んだり後悔したりしている場合じゃない』『死ぬときに後悔しないよう、今のうちに妻や子ども、孫としっかり話しておかなければ』と思うようになったのです。そして家族の顔を見ているうちに『こんなに素敵な家族に恵まれて、自分の人生は幸せだったのだ』と思うようにもなりました」

このように、死を前にして、家族という存在のありがたさに気づき、自分の人生を肯定される方はたくさんいます。

たとえ社会で華々しい活躍はできなかったとしても、家族の役に立った、素晴らしい家族に恵まれたと思うだけで、人は幸せな気持ちになることができるのです。

中には、ご家族とケンカばかりしてきた方、ご家族に対しつらい記憶や憎しみを抱いていた方もいましたが、死を前にすると、そのうちの多くの方がご家族を赦し、穏やかな表情になっていきました。

血のつながりがあろうとなかろうと、共に暮らした時間が長かろうと短かろうと、愛し合っていようと憎み合っていようと、縁あってこの世で「家族」となった相手は、やはり誰にとってもかけがえのない特別な存在です。

家族というのは、ときには厄介なものかもしれませんが、家族ほど心の安らぎや穏やかさ、幸せを与えてくれるものはありません。

病気や死の苦しみ以外にも、家族の存在や支えがあるから乗り越えられること、家族と分かち合うことで気が楽になることも、きっとたくさんあるでしょう。


なお、マザー・テレサは、家族について次のように語っています。

「愛は家庭に住まうものです。子どもを愛し、家庭を愛していれば、何も持っていなくても幸せになれるのです」


もし今、みなさんの隣に愛するご家族、大切に思うご家族がいるなら、ぜひそんなご家族がいる幸せに、思いをはせてみてください。

そして、まずは今日一日、何か一つだけでかまいませんから、「どうすれば家族を喜ばせることができるか」を考えてみてください。

また、「どうしても家族に対して素直になれない」という方も、できるだけつながりは持ち続けていてください。

いつか、ご家族の大切さに気づくときがくるかもしれません。

家族を心から愛し、大切にすること。

それは、心の穏やかさを得るためにも、真に幸福な人生を歩むためにも、人生にできるだけ悔いを残さないためにも必要なことだと、私は思うのです。

家族との思い出は、一生、あなたを支えてくれる宝物

家族の存在、家族との絆は、生きるうえで、私たちに大きな力を与えてくれます。何か新しいことに挑戦するとき、困難にぶつかったとき、家族の存在が力になった、家族の笑顔に支えられて踏ん張ることができた、といった経験をしたことがある人は、きっとたくさんいらっしゃるのではないでしょうか。

そして家族の存在は、健康なときだけでなく、病気になったときや死を前にしたときにも心の支えになってくれます。

治る見込みの低い病気を患った患者さんが、それでも「家族と少しでも長く一緒にいたいから」と、つらい治療を受ける決心をしたり、そばで家族が見守っていてくれるという安心感の中で、「残していく配偶者のことは、子ども夫婦に任せよう」と覚悟を決め、近づきつつある死を受け入れたりする。

そんなケースを、私は今までたくさん見てきました。

また、中にはこんな方もいらっしゃいました。

その80代の女性の患者さんは、膵臓《すいぞう》がんで余命半年と診断されていましたが、夫に先立たれ、お子さんもいなかったため、天涯《てんがい》孤独の身の上で、お見舞いに来る人もほとんどいませんでした。

同じような境遇の方の中には、一人で病気のつらさに耐え、死を迎えなければならない孤独感から、自暴自棄になったり、生きる気力を失ったりする人も少なくありません。

しかし彼女は、常に穏やかに過ごしておられました。

私はあるとき、その患者さんに「いつもそのように穏やかでいるためには、どうすればよいのでしょうか?」と尋ねたことがあります。

すると彼女は、やはり幸せそうな微笑みをたたえて、こう答えました。

「私は、死ぬことが全然怖くないんです。なぜなら、先に亡くなったおじいさんに、あの世でようやく会えるから。それが今から楽しみで仕方がないし、病気のつらさにも耐えられるんです」

その言葉に、私は患者さんと亡くなられた旦那さんの、強い絆を感じました。

この世とあの世で別れて暮らしていても、あの世で夫が必ず待っていてくれる。そう信じられるだけの愛情や信頼があったからこそ、その患者さんは死を前にしても、前向きさと穏やかさを失わずにいられたのでしょう。

家族や大切な人との間に育まれた信頼や絆は、たとえどちらかがこの世を去っても失われることはなく、心を支え続けてくれるのです。

そして、記憶の中の「家族との思い出」も、やはり大きな支えとなります。

めぐみ在宅クリニックでは、ディグニティセラピーをもとに、患者さんから大切な人のメッセージを「手紙」という形にするお手伝いをしていますが、その手紙のほとんどは、ご家族にあてたものであり、ご家族とのさまざまな思い出が記されています。

「子どもが生まれたとき、就職よりも結婚よりも感動し、自分がしっかりしなければという責任も感じた」と書かれた方もいましたし、「祖父や父親から教わったことが、生きるうえでの柱になっていた」と書かれた方、「家族旅行のことを思い出すと、今でも幸せな気持ちになる」と書かれた方もいました。

家族との思い出は、まさに一生、人を支えてくれる宝物なのです。

生きていれば、さまざまなことがあります。

大きな壁を乗り越えなければならないことも、苦しみやつらさを抱えることも、孤独感にさいなまれてしまうこともあるでしょう。

そんなときはぜひ、ご家族の顔や、楽しかった出来事を思い浮かべてみてください。

そうすればきっと、あなたの心の中にいるご家族があなたに笑いかけ、力をくれるはずです。

家族との愛情や信頼は、
この世を去った後も続いていく

私はホスピス医になって以来ずっと、「患者さんのご家族は可能な限り、臨終《りんじゅう》に立ち会うべきだ」と固く信じてきました。

私自身、「もし親の死に目に会えなかったら後悔するだろう」と考えていましたし、ご家族に見送られながらこの世を去ることが、患者さんにとってもご家族にとっても、一番幸せなことだと思っていたのです。

ところが、ある出来事をきっかけに、私は「臨終に立ち会うことだけが、必ずしもすべてではない」「たとえ臨終に立ち会えなかったとしても、亡くなった方とご家族との愛情や絆は続いていく」ということに気づきました。

私の父が亡くなったときのことです。

父は非常に勉強熱心な人で、長年、火山ガスの研究を行っており、60代後半以降、腎臓《じんぞう》を患い透析《とうせき》を受けながらも、非常勤で働き、専門誌を読みあさったり、火山ガスを採取するため日本各地に精力的に出かけたりしていました。

そんな父が進行がんに侵されているとわかったのは、父が75歳のときでした。食欲の低下と微熱が続いたため、緊急入院して検査を受けたところ、肝臓に転移性と思われる悪性腫瘍《しゅよう》があること、非常に厳しい状態であることが判明したのです。

当時、私は翌年に控えていたイギリスでの3か月に及ぶ研修の打ち合わせのため、1週間ほどロンドンに行くことになっていたのですが、父の病状が決して良くないことは明らかであり、予定をキャンセルして父の看病をするか、ホスピス医として学びを深めることを優先させるか、非常に悩みました。

そして「父なら私に、どちらを選べと言うだろう」「父が本当に喜ぶのはどちらだろう」と考え、「勉強好きな父なら、きっと『勉強してこい』と言うだろう」との確信を持ち、ロンドンに行くことを決めたのです。

実際、父自身も私の決断を後押ししてくれたのですが、私が日本を発った直後に父の容体が変わり、いくつかの予定を切り上げて急ぎ帰国したものの、臨終に立ち会うことはできませんでした。

すでにお伝えしたように、私はそれまで「もし親の死に目に会えなかったら後悔するだろう」と思っていたのですが、いざ経験してみると、父の臨終に立ち会えなかったことを、まったく悔いていない自分に気づきました。

「父は私の心の中に存在しており、もし父が今ここにいたら、何を考え、どんなことを言うかを容易に想像できる」、つまり「父と私は、目に見えない愛情や信頼でしっかりと結ばれている」と確信できたからです。

また、それ以来私は、「大事なのは、患者さんとご家族が、愛情や信頼で結ばれているという意識を持つことであり、それさえしっかりしていれば、たとえ大事な家族を失っても、臨終に立ち会えなくても、残された人は亡くなった人を身近に感じ、苦しみや悲しみを乗り越えることができる」と思うようになりました。

もちろんホスピス医として、ご家族に臨終に立ち会っていただけるよう、最大限の努力はします。

しかし同時に、患者さんのご意思やご家族の事情なども尊重し、患者さんとご家族がより強く絆を確信できるためのお手伝いをし、何らかの事情によって臨終への立ち会いが叶わなかったとしても、残されたご家族に後悔が残らないようにしたい。

そう考えるようになったのです。

なお、父の臨終に立ち会うか、ロンドンに行くか悩んだときに、私が「父なら、私にどちらを選べというだろう」と考えたのは、「推定意思《すいていいし》」の応用でした。

推定意思とは、家族など身近な人たちが、「本人だったら、どちらを選ぶだろうか」と考え、決断を下すことです。

人生の最終段階が近づくと、患者さんやご家族が、厳しい選択を迫られることが、どうしても増えます。

本人の意思が確認できないときは、ご家族など身近な人に判断が託されます。その場合、どちらを選んでも、決断を下した人は後悔の念にさいなまれます。

たとえば、病気や事故などにより、患者さんが自力で食事をとることができなくなると、医師は胃ろうを造設するかどうかを確認します。

胃ろうとは、身体機能の低下などにより口から食事をすることが難しくなった人のお腹に、内視鏡《ないしきょう》で小さな穴をつくり、胃から直接栄養を摂取できるようにする医療措置《そち》のことです。

患者さんの意思が確認できない場合は、胃ろうを造設するかどうかをご家族が決めることになりますが、これは非常に難しい選択です。

私が今まで関わらせていただいた患者さんのご家族の中には、胃ろうの造設を選び、「体に穴を開けてまで生かす道を選んだけれど、本人にとって、これが本当に幸せなのだろうか」と後悔する方もいれば、胃ろうを造設しないことを選び、「自分の決断によって、命を縮めることになったのではないだろうか」と後悔する方もいました。

このようなとき、少しでも後悔が少なく、「これでよかった」と思える選択をするうえで役に立つのが「推定意思」という考え方です。

胃ろうの例でいえば、「お父さんは食べることが大好きで、いつも食べ物を丁寧に味わっていた。だから何があろうと、胃ろうの造設はせず、口から食べることを希望すると思う」とか、あるいは「家族と一緒にいたいというのが、お母さんの願いだった。だから、胃ろうを造設して、少しでも長く生きることを希望すると思う」といった具合に、本人の意思を推定するのです。

推定意思を行う際に、何よりも重要なのが「その人の人生に思いをはせ、どのように生きてきたかを知ること」です。

その人の人生を振り返り、こだわりや「その人らしさ」を見出し、「その人なら何を選ぶか」を推定し、判断する必要があるからです。
「その人なら何を選ぶか」を考えることは、その人の人生、その人が大事にしてきた生き方を尊重することなのです。

また「あなたが良いと思う方を選んでください」と言われると、どうしても迷いが生じてしまいがちですが、「その人なら何を選ぶか」を基準にすれば、より客観的に決断を下すことができ、後悔も少なくなるはずです。

ちなみに、「推定意思によって決断を下す」というやり方は、自分自身の悩みにも応用することができます。
どんなに考えても答えが出ないという場合、心から信頼できる誰かを思い浮かべ、「その人ならどうするか」「その人なら何と言うか」を考えてみるのです。

私は今でも、自分では判断しかねるような悩み、迷いを抱えたとき、必ず心の中で父に相談するようにしています。

すると、自分の気持ちが整理され、父に背中を押してもらっているような安心感を覚えながら、判断を下すことができるのです。

みなさんも、もし人生の中で、どうしても決断に迷ってしまい、自分では答えが出せないことがあったら、ぜひ親御さんやパートナー、お子さんなど、愛するご家族、信頼できるご家族の顔を思い浮かべ、どちらを選べばご家族が喜んでくれるか、応援してくれるかを考えてみてください。

それはきっと、みなさんの心を楽にし、より良い決断へと導いてくれるはずです。

第四章

老後の喜びは他人がくれるもの。一期一会の出会いに感謝して暮らす

緩和ケアの現場で学んだ
「自分の苦しみをわかってくれる人がいると嬉しい」ということ

緩和ケアの現場でご高齢の患者さんとお話をしていると、「年齢を重ね、定年退職した後、幸せだと感じることが大きく変わった」といった声を聞くことがしばしばあります。

現在60代以上の方は、働き盛りのころに高度成長期やバブル経済を体験されています。

バリバリ仕事をしてお金を稼ぐこと、出世をすること、子どもにいい教育を受けさせること、家やいい車を買うこと、おいしいものを食べること。

現役時代は、そういったことに幸せや喜びを感じていらっしゃった方も少なくなかったようです。

ところが、定年退職して会社から離れると、状況は一変します。

特に、それまで仕事中心の生活を送っていた方の場合、突然社会とのつながりを断たれ、何をしたらいいのかわからなくなったり、自分の存在価値を見失ってしまったりすると同時に、それまでの価値観を見直さざるを得なくなるそうです。

実際、三菱総合研究所とカルチャースタディーズ研究所が50歳から80歳代までの人を対象に行った調査によると、「あなたが今、幸福だと思うのは主としてどういうとき、どういう理由からですか?」という質問に対し、「好きなことをしているとき」と答えた人が60%と最も多く、以下、自分/家族全員が健康だと感じるとき、家族と楽しく話しているとき、配偶者《はいぐう》/子どもが優しくしてくれるとき、友人と楽しく話しているとき、人のために役立っていると感じられるとき、など「健康」「人とのつながり」に関する回答が上位を占めています。

また75年かけて行われた、ハーバード大学の成人発達研究の調査でも、「周りの人といい関係を築いている人は健康で長生きし、孤立している人は、あまり幸せを感じず、脳機能も早く減退する傾向がある」「定年退職後に最も幸福だったのは、仕事仲間に代わる新しい友人を進んでつくった人たちである」といった結果が得られたそうです。

人によって価値観は違うでしょうが、ある程度年齢を重ね、仕事の第一線を退いた後、多くの人にとって幸せを感じる要因となるのは、やはりお金でも名誉でもなく、家族や友人など周りの人との人間関係、絆、つながりではないかと、私は思います。

特に今後の日本社会においては、人間関係こそが、私たち一人ひとりを守る、強力なライフラインになっていくはずです。

超高齢少子多死時代において、高齢者は周りの人たちと支え合い、助け合って生きていく必要があると考えられるからです。

さらに付け加えるならば、「自分の苦しみをわかってくれる人がいること」は、人が幸せに生きるうえで、不可欠だといえるでしょう。

私は緩和ケアの現場で多くのことを学びましたが、その一つが「人は、自分の苦しみをわかってくれる人がいると嬉しい」ということです。

もちろん、何に苦しんでいるのか、どれほど苦しいのかを完全にわかってもらうことは難しいかもしれません。

しかし、説教するわけでもなくアドバイスするわけでもなく、ただただ、自分の「苦しい」という気持ちを相手がわかってくれた。

そう感じられたとき、人は苦しみの中にあっても心が安らぎ、大きな喜びを感じることができます。

実際、「家族や在宅チームのスタッフなどに、苦しみをわかってもらえた」と感じた瞬間、患者さんの表情がすっと穏やかになるのを、私は何度となく目の当たりにしてきました。

たとえば大切な人やものを失ったり、体の自由がきかなくなったりしたとき、支えになってくれるのは、自分の気持ちをわかってくれる存在です。

家族でも身近な友人でも、自分の言葉に無条件に耳を傾け、自分の苦しみをわかってくれる相手さえいれば、人はどのような状況にあっても、心の穏やかさを手に入れることができるのです。

後悔や挫折、苦しみは、
これから出会う誰かの役に立つ

人生には、実にさまざまなことが起こります。

素敵な出会いがあったり、夢が叶ったり、勉強や仕事で大成功を収めたり、欲しいものが手に入ったり、飛び上がって喜びたくなるようなこともあれば、挫折したり、大事なものを失ったり、病気になったり、つらく悲しいこともあるでしょう。

「できれば、いいことや嬉しいことばかり起こってほしい」と思うのが人情というものですが、なかなかそういうわけにはいきません。

生きている限り、人はつらいこと、苦しいことから逃れることができませんし、もしかしたら、そちらの方が、いいことや嬉しいことよりも多いかもしれません。

そして苦しみの真っただ中にいるとき、多くの人は「なぜ自分が、こんな苦しみを味わわなければならないのか」と思うはずです。

「こんな目に遭うなら、死んでしまった方がマシだ」「苦しみなんて、この世からなくなってしまえばいいのに」と思う人もいるでしょう。

その気持ちはとてもよくわかりますが、私は、つらいことや苦しいことこそが、人生を真に豊かにしてくれると考えています。

ある程度時間がたってから振り返ってみると、苦しみ悩む中で学べたことや得られたものが必ずあるからです。

「人生とは、美しい刺繍《ししゅう》を裏から見ているようなものだ」

これは、フランスの古生物《こせいぶつ》学者であり、カトリック司祭者でもある、ティヤール・ド・シャルダンの言葉です。

刺繍を裏から見ているときは、一つひとつの縫い目が何を意味しているか、まったくわかりませんが、それを表から見られるようになったとき、初めてその意味や美しさがわかります。

もし、いいこと、嬉しいことしかなかったら、人生はとても平板な、つまらないものになってしまうかもしれません。

いいこと、悪いこと、喜び、悲しみ、いろいろな出来事や感情が入り乱れているからこそ、人生という刺繍は、より複雑で味わい深いものになるのです。

さらに、自分が苦しみの中で学んだことをほかの人に伝えることで、人は相手の人生をも豊かにすることができます。

かつて私が関わった患者さんの中に、40代の会社の社長さんがいました。

彼は、若いころからがむしゃらに働き、一代で会社を大きくしましたが、人を信頼するのが苦手で、どんな仕事でも最終決定は自分で下していたため、常に多忙だったそうです。

家庭や自分の健康を顧《かえり》みることもなく、がんが発見されたときには、病状はかなり進行していました。

体力が急激に衰え、彼は仕方なく治療生活に入ったのですが、仕事から離れたとたん、部下や取引先は潮が引くように彼のもとから去っていきました。

大切に育ててきた会社すらも失うことになり、彼は初めて「自分の生き方は正しかったのだろうか」と考えるようになりました。

そして、あるとき私に、こう語ってくれたのです。

「私は今までずっと、自分は周りの人間から信頼され、愛されていると思っていました。社員とも取引先の人とも、たくさん飲んで食べて語り合って、お互いに気心が知れ、わかり合えていると思っていたのです。でもそれは、おごりでした。みんながが信頼し愛していたのは私ではなく、私が動かしている仕事やお金だったのです。こんなに寂しいことはないですね」

それと同時に彼は、常に自分のそばにいてくれる家族のありがたさに気づきました。

彼がこの世を去る前にお子さんあてに残した手紙には、「どうか周りの人を信頼し、大切にできる人間になってください」と書かれていました。

人生の最終段階でつらい思いをした彼ですが、愛する子どもに同じ失敗をさせないため、自分が学んだことをしっかりと伝えたのです。

父親の必死の思いと願いは、きっとお子さんにも届いたはずです。

なお、「経験から学んだことを、あとに続く人たちに伝えたい」という思い自体が、生きがいとなり喜びとなることもあります。

やはり以前関わらせていただいた、ある60代の患者さんは、最初のうちはよく「早くこの世を去ってしまいたい」と言っていました。

彼は末期のがんで、余命半年と宣告されており、「残された時間はわずかだし、こんな状態で生きていても仕方がない」「周りの人や家族に迷惑をかけたり、みっともない姿を見せたりしたくない」と考えていたのです。

しかし、在宅チームのスタッフとコミュニケーションをとっているうちに、少しずつ気持ちが変わっていったのでしょう。

彼は「病気になって初めて人の弱さを知り、人のありがたさ、優しさがわかるようになりました」と口にするようになり、やがて、苦しみの中で気づいた家族の大切さ、人の優しさについて文章に書き残し、若い人に伝えたいと考えるようになりました。

「この世でできることなど、もう何もない」と言っていた彼が、「たとえ残された時間は短くても、体の自由がきかなくても、できることがある」ということに気づいたのです。

それからの彼は、もう「早くこの世を去りたい」などとは言わず、最後の瞬間まで前向きに過ごしていました。

人生で起こるあらゆる出来事から、できるだけ多くのことを学び、それをほかの人に伝えること。

それができたとき、一つひとつの経験は大きな意味と価値を持ち、あなたの人生だけでなく、周りの人の人生をも輝かせてくれるはずです。

人は「見放された」とき、人生最大の不幸と悲しみを知る

私は人生において、「不幸でしかない出来事」というのは、そう多くないと思っています。

たしかに、つらい出来事、苦しい出来事はたくさんあるでしょう。

世の中は決して平等ではありませんし、コンプレックスに悩んだり、「自分ばかりが損をしている」と思ったりすることもあるかもしれません。

壁にぶつかって挫折を味わうこと、財産や地位、大事な人を失い、喪失感《そうしつ》を覚えることもあれば、思わぬところで足を引っ張られることもあるでしょう。

けれども、これまで何度かお話ししてきたように、私は、そうした苦しみや悩みの多くは「必要悪」であり、人生においてとても重要だと思っています。

困難の中でもがき苦しんでこそ、人は大事なものに気づき、心の安らぎや真の幸せを得ることができるからです。

そして、人生はいつでもやり直すことができます。

たとえ治る見込みのない病気を抱え、人生の最終段階にさしかかっていても、自分にとって本当に大切なものに気づくことができれば、人は自分の人生を肯定し、自分は幸せだったと悟《さと》り、安らかな気持ちでこの世を去ることができるでしょう。


では逆に、苦しみから何も学ぶことができなかった場合はどうでしょう。

ただ自分の不運に腹を立てたり嘆《なげ》いたりするばかりで、大事なことや真の幸せに気づくことができなかったら。

私はそのときこそ、「苦しい出来事」が「不幸でしかない出来事」になってしまうのかもしれないと思っています。


以前、ある70代の男性の患者さんと関わったことがあります。

その患者さんはとてもプライドの高い方でした。

実業家でもあり政治家でもあったお父さんを目標とし、彼も若いころはやはり政治家を目指したそうですが、夢は叶わず、ご実家の家業を継ぐことになりました。

もしかしたら、そうした挫折経験が、「お坊ちゃん」としてわがままに育てられた彼を、ますます頑《かたく》なにしてしまったのかもしれません。

彼は家業を人に任せ、結婚し男の子が生まれてからも、家庭を顧みることなく、外で遊んでばかりいました。

親譲りの財産があったため、そのお金につられて近づいてくる遊び仲間はたくさんいたようです。

奥さんは、彼が60代半ばのときに病気で亡くなり、それを機に、もともと父親を敬遠していた息子さんは、まったく家に寄りつかなくなりました。

やがて彼自身も、肝臓がんで余命わずかと診断されました。

そのとたん、遊び仲間たちはいっせいに彼の周りからいなくなり、息子さん含め、ご家族や親類もほとんど見舞いには訪れませんでした。

また、彼は在宅チームのスタッフに対しても強気な姿勢を崩さず、最後まで心を開くことはありませんでした。

そんな彼に対し、私たちはただそばにいて、彼の言葉に耳を傾け続けるしかありませんでした。


彼自身は決して言葉には出しませんでしたが、心の奥底では常に孤独感と寂しさを抱えていたのではないかと、私は思います。

人生の最終段階で、人から見放されてしまうこと。

心に安らぎを与えてくれる存在を得ることができず、本当の幸せが何かを知ることがないまま、この世を去る瞬間を迎えてしまうこと。

それは最大の不幸であり、悲しみだといえるかもしれません。

もっとも、夢に破れたとき、奥さんを亡くしたとき、自分自身が病気になったとき、周りから人がいなくなったときなど、彼には自分の人生や考え方を顧みる機会がいくつもありました。

「お金や、お金によって築いた人間関係が、必ずしも自分を幸せにはしてくれなかった」と気づき、身の周りの人を大事にしようという気持ちになっていれば、彼の人生の最終段階のありようは、また違うものになっていたかもしれません。

つらい出来事や苦しい出来事を、ただの「不幸な出来事」にしてしまうか、「本当の幸せ」への入り口にできるかは、その後のその人の生き方次第なのです。

第五章

いつかこの世を去ると心得て
今、この瞬間を楽しむ

死を前に、後悔しない人は
ほぼいない。
だからこそ、一瞬一瞬を
楽しんで暮らす

緩和ケアの現場でたくさんの患者さんと関わらせていただく中で、私には学んだことがあります。

それは、「病気になり、余命わずかであると知ったとき、まったく後悔をしない人はほとんどいない」ということです。


「元気なときに、もっと家族を大事にしておけばよかった」「もっと人の役に立つ仕事をすればよかった」といった、自分の生き方に対する後悔。

「いろいろなところに行き、いろいろな人に会っておけばよかった」「結婚し子どもを育てたかった」といった、やり残したことに対する後悔。

「子どもを置いて、家を出たりしなければよかった」「友人に対して、あんなひどいことを言わなければよかった」といった、してしまったことに対する後悔。


人によって内容や程度はさまざまですが、「十分に生き切った」と思っている患者さんでさえ、自分の人生において、何かしらの後悔を抱えています。

自らの死に直面したとき、人は悩み苦しみますが、後悔の念もまた、苦しみを引き起こす大きな原因になっているといえるでしょう。


しかし多くの患者さんは、この世を去る前に、少しずつ後悔を手放していきます。

自分の人生を振り返って「あのときは、ああするしかなかった」と納得し、自分自身を肯定する人もいれば、自身の思いを周りの人やお子さんに伝え、「同じ後悔をしないでほしい」と望みを託す人もいます。


あるいは、残されたわずかな時間の中で、周りの人たちの力を借りて、後悔をなくすべく行動する人もいます。

「家族とのコミュニケーションが足りなかった」という後悔を少しでも解消するため、体を動かせるギリギリのタイミングで家族旅行に出かけた患者さんもいらっしゃいました。

また、自身にお子さんがいらっしゃらなかった女性の患者さんが、「この世を去ったあと、遺産を、恵まれない子どもたちのための団体に寄附したい」とおっしゃったこともありました。

すべての手続きが終わったあと、彼女は「子どもを産まなかったことをずっと悔やんでいたけれど、これで心残りがなくなったわ」と笑顔で話してくれました。

このように、後悔を手放すことができれば、もしくは後悔が解消されれば、人は人生の最終段階を穏やかな気持ちで迎えることができますが、もちろん、すべての人が後悔から解き放たれて人生を終えられるわけではありません。

患者さんの中には、後悔という苦しみを胸に抱えたまま、人生を終えられた方もいらっしゃいました。

ですから私は、できるだけ多くの方に、ぜひ「一瞬一瞬を楽しむこと」を心がけながら、ふだんの生活を送っていただきたいと思っています。

それが、後悔の少ない人生を送り、穏やかな気持ちでこの世を去るうえで大事なことだからです。

人生は選択の連続ですが、私たちは多くの選択を無意識のうちに行っています。食べるものを決めるとき、買うものを決めるとき、予定を決めるとき、みなさんも「なんとなく」選んだり、習慣や義務感で選んだりしていることが多いのではないでしょうか。

もちろん、日常の些細《ささい》な事柄については、そうした理由で選択するのも良いかもしれませんが、これからはときどき「どれを選んだら楽しいだろうか」と考えてみてください。

それだけで、日々の過ごし方や人生のあり方が、少しずつ変わってくるのではないかと思います。

「楽しいかどうか」を基準に選ぶことが増えれば、当然のことながら、生活や人生に楽しいことが増え、あとで「あのとき、ああすればよかった」と悔やむことが減っていくからです。

また「何を楽しいと思うのか」を突き詰めて考えることで、自分にとって本当に大事なものが何か、本当に望んでいることが何か、少しずつわかってくるはずです。

一瞬一瞬を楽しみ、味わうこと。

それはきっと、真に幸せな人生を、あなたにもたらしてくれるでしょう。

老いて、できなくなることが増える。
「それでも、よい」と
思えることが幸せへの一歩となる

「真面目」「責任感が強い」「しっかりしている」

私たちはふだん、こうした言葉を褒《ほ》め言葉として使っています。

さらに、最近の日本社会では「自己責任」「他人に迷惑をかけない」といったことが重視されがちです。

「自己責任でお願いします」「人さまに迷惑をかけなければ、何をやってもいい」などと言ったり言われたりしたことがある人は少なくないでしょう。

社会人として、家庭人として、仕事や家族に責任を持つのはとても大事です。

責任を持って、任された仕事をやり遂げる。

責任を持って子どもを育て上げ、責任を持って、老いた親の面倒をする。

この社会は、そうした一人ひとりの責任感や真面目さによって成り立ち、スムーズに回っているといってもいいでしょう。

もちろん、犯罪などを犯して「人さまに迷惑をかけてしまう」より、「人さまに迷惑をかけずに生きる」方が望ましいのもたしかです。

しかし一方で、真面目すぎて、あるいは責任感や「他人に迷惑をかけてはいけない」といった思いが強すぎて、必要以上に苦しみを抱えてしまう人もいます。

みなさんの中にも、仕事などで重すぎる責任に押しつぶされそうになったり、「昔の自分はもっとできたのに」「自分はどうしてこんなにダメなんだろう」といった自己《じこ》嫌悪《けんお》を抱えたりしている人が、きっとたくさんいるのではないかと思います。

また昨今、世界においても日本においても、うつ病を患う人が急増していますが、うつ病になりやすいのは、まさに「生真面目な人」「几帳面《きちょうめん》な人」「完璧主義な人」「責任感や義務感、自己責任の意識が強い人」であるといわれています。

そして、真面目に生きてきた人、自分自身に対して誇りと自信を持って生きてきた人は、年齢を重ねたり病気になったりして体が思うように動かなくなったときにも、より大きな苦しみや悩みを抱えやすい傾向にあります。

緩和ケアの現場では、ときに「人に迷惑をかけるくらいなら、早く死んでしまいたい」と言う方がいらっしゃるのですが、そうした言葉を口にされるのはたいてい、自分の人生をしっかり自分でコントロールしてきた人、「自分はこうでなければならない」という思いが強い人、「人に頼らない」を信念としてきた人、「努力すれば報われる」という信念を持ち、厳しい競争社会を闘《たたか》い抜いてきた人です。

「自分は何でもできる」と強く思っている人ほど、体の自由がきかなくなり、他人の世話にならざるを得なくなったとき、アイデンティティを失い、「何もできない自分に、生きている意味も存在価値もない」という思いにとらわれてしまうのです。

こうした患者さんの中には、残念ながら、最後までご自身を責めたまま旅立たれる方もいましたが、苦しみ抜いた末に、ご家族や病院のスタッフとのつながりに気づき、現在の自分の状態を受け入れ、「できないことは、信頼できる人にゆだねよう」という覚悟を決められた方もたくさんいました。

たとえば以前、関わらせていただいたある患者さんは、もともとは機械を作る工場で働いていた職人さんでした。

難治性のがんを患っていた彼は、最初のころ、一人でトイレにも行けず、入浴もできないことを嘆き、「さっさと死んでしまいたい」としょっちゅう言っていました。

「治すことのできない病気を抱えた自分は、壊れた機械の部品同様、役に立たない存在だ」と感じ、生きる意味を見失っていたからです。

ところが、在宅チームのスタッフと接するうちに、彼の考えに少しずつ変化が訪れました。

「人間は機械や部品ではない。たとえ役に立たなくても、生きていていいのだ」と思うようになったのです。

その後の彼は「死んでしまいたい」と口にすることもなくなり、最後まで穏やかさを失いませんでした。


ちなみに、こうした患者さんと向き合う私にも、やはり「自分は無力である」という思いに苦しんだ時期がありました。

「人の役に立つ仕事をしたい」「誰かの支えになりたい」と思って医師になったにもかかわらず、患者さんの病気を治すこともできず、苦しみを和らげることもできず、「私は死なないと言ってください」あるいは「早く死んでしまいたい」といった患者さんの必死の訴えに応《こた》えることもできない。

そんな自分の無力さに苦しみ、「自分に存在価値はあるのだろうか」と悩み、患者さんの前から逃げ出したいと思ったことが何度となくあったのです。

そして、さんざん悩んだ末に、私は次のような思いを抱くようになりました。

「自分も、生身の弱い無力な人間にすぎないという、当たり前の事実を認めよう」

「私は今まで、患者さんの支えになろうと思ってきたけれど、実は私の方も支えを必要としているのだ」

「たとえ無力でも、患者さんのそばに存在し続けることが大切なのではないか」


それまでの私は、もしかしたら心のどこかで、「自分には、患者さんの苦しみを解決できる力がある」と思っていたのかもしれません。

だからこそ「何もできない自分」を情けなく、恥ずかしく思ってしまったのです。

でも、「自分には――する力があるはずだ」という思いを手放し、「できない自分こそが本当の自分なのだ」と素直に認めたとき、すっと肩の力が抜けるとともに、新たに見えてきたことがありました。

何もできない自分でも、患者さんのそばにいて、患者さんの苦しみと向き合い続けることはできる。

また患者さんのそばにいさせていただくことこそが、無力な自分の心の支えになっており、自分は患者さんの存在に支えられている。

そう考えるようになったのです。

もし「自分は役に立たない人間だ」「価値のない人間だ」という思いにとらわれたときには、難しいかもしれませんが、まず「できない自分が本当の自分なのだ」と考え、そんな自分をありのままに受け入れてみる。

思い切って、人の力を借りる覚悟を決める。

それが、心の穏やかさを手に入れる第一歩となるのではないかと、私は思います。

人は誰でも、そこに存在しているだけで、誰かの支えになることができるのです。

人は死を超えたところにさえ、
希望を抱くことができる

ふだん、私たちは当然のように「明日がある」と思って生きています。「夢の実現のために、しっかり勉強しよう」と思うこと、友達と「今度、好きなアーティストのライブに行こう」と約束すること、家族と「夏休みに旅行に行こう」と計画を立てること、「将来、こんな家に住みたい」と考えること……。

おそらく、みなさんはあまり意識していないと思いますが、こうしたことができるというのは、それだけでとても素晴らしく、恵まれたことなのです。

緩和ケアの現場で出会う患者さんたちは、みな大きな苦しみを抱えています。病気自体の痛みやつらさ、近づきつつある死への恐れや不安、家族を残していくことへの申し訳なさや悲しみ……。

そういった感情と並んで、患者さんを苦しめているのは、「残された時間がわずかしかない」「未来がない」という思いではないかと、私は思います。

もし「あなたに残された時間は、あとわずかです」と言われたら、夢の実現に向けて一生懸命勉強に励んできた人は、果たして勉強を続けるでしょうか。

「自分の家が欲しい」と貯蓄《ちょちく》に励んできた人は、そのまま貯蓄を続けるでしょうか。

数か月先のライブや旅行などの計画を立てることも難しくなるでしょう。

未来を楽しみに待ったり、未来に夢を見たり、未来に希望を託したりすることは、私たち人間に与えられた特権です。

それができるからこそ、私たちは日々、前を向いて生きていけるのです。

逆に、未来を失うということは、今を生きる意味を失い、今をしっかり生きられなくなることでもあるといえます。

しかし、緩和ケアの現場で多くの患者さんと関わらせていただく中で、私はとても大事なことを教わりました。

それは、「死が間近に迫っていたとしても、人は未来に夢を見ることができる」ということです。

たとえば、末期の乳がんで余命わずかと宣告された、ある40代の女性の患者さんは、最初のうち、死を非常に恐れていました。

彼女には小学生の娘さんが二人いましたが、「幼い子どもたちを残してこの世を去ることが、心配で仕方がない」と、しきりに言うのです。

そこで私はあるとき、彼女にいくつか質問をしてみました。

「亡くなったお母さまは、あなたにとってどのような存在でしたか？」

「いつも私のことを一番に考えてくれる、大好きな母でした。今でも、近くで私のことを見守ってくれているような気がしてなりません」

「お母さまは、今のあなたに、何と声をかけてくれるでしょうね」

「いつまでくよくよして下ばかり向いているの、と怒られてしまうかもしれません」

「あなたも娘さんにとって、お母さまと同じような存在になれるのではないでしょうか？　いつでも娘さんたちのそばにいて、優しい言葉をかけたり、ときに叱《しか》ったりできるのではないですか？」

　このやりとりを経て、患者さんの表情は少しずつ穏やかになっていきました。

「たとえ肉体はこの世から去っても、自分という存在は娘たちの近くに居続けられる」と気づいたからです。

　後日、彼女は「死を恐れる気持ちが和らぎました」と、私に話してくれました。

　ほかにも、いろいろな患者さんがいらっしゃいました。

「あの世で、先に亡くなった家族に会えるのが楽しみで仕方がない」と話してくださった方もいれば、「自分が人生から学んだことや、病気の苦しみを通して学んだことを、多くの人に伝えておきたい」と、亡くなる前にブログを立ち上げた方もいました。

また、「自分がこの世を去った後も、自分たちがつくった橋が、たくさんの人の役に立ち続けると考えるととても嬉しいし、頑張って生きてきてよかったと思います」と語っていた橋梁《きょうりょう》メーカーの社員の方もいました。

「自分一人の人生」「自分一人の肉体」を基準に考えると、死はたしかに「終わり」であり、絶望をもたらすものでしかないかもしれません。

でも、目に見えない人と人との絆を信じ、「自分の存在が、自分のしてきたことが、何らかの形で人の心に残っていく」と信じることができれば、人は死を超えたところに希望を抱くこともできるのです。

第六章

死を前にして後悔しないために、大切な「夢」や「希望」は他人にゆだねる

大切なものをゆだねることで
得られる心の安らぎは、
ほかの何ものにも替えがたい

すでにお話ししたように、病気になったり、死が目の前に迫ってきたりしたとき、真面目な人、責任感の強い人、しっかりしている人ほど大きなショックを受ける傾向があります。

今まで当たり前にできていたことができなくなり、アイデンティティを失い、「何もできない自分に、生きている意味も存在価値もない」という思いにとらわれてしまうからです。

また、そのような人たちは、自分がそのような状態に陥《おちい》ったときでさえ、自分自身のことよりも、まず周りの人たちのことを心配しがちです。

そして「自分がいなかったら、家や会社はどうなってしまうんだろう」といった不安に駆《か》られてしまうのです。

以前、関わらせていただいた、ある70代の女性の患者さんも、やはりとても真面目で責任感の強い方でした。

　彼女には長年連れ添ったご主人がいたのですが、会社を定年退職して間もなく、認知症《にんちしょう》を発症されました。

　そのご主人の面倒を、「息子夫婦に迷惑はかけられない」と、十年近く一人でみ続けてこられたのです。


　自分の胃に腫瘍《しゅよう》があり、しかも全身に転移していて、余命が残りわずかであるとわかったとき、彼女が最初に抱いたのは「ずっと自分が夫の面倒をみるつもりだったのに、一体どうすればいいのだろう」という思いだったそうです。

　私が初めて会ったころ、彼女は常に自分を責め、苦しみ、口を開けば「自分が先に死んでしまうなんて思いもしなかった」「夫や息子夫婦に申し訳ない」と言っており、私は真面目さ、責任感の強さや、夫への愛情からくる彼女の言葉に耳を傾け続けました。

しかし、私たちにそうした言葉を吐き出しているうちに、彼女の心の中で少しずつ気持ちが変化していき、「自分がこの世を去る日が近づいている」ということを受け入れはじめたのでしょう。

やがて彼女は、

「私はあの世で夫や家族を見守り、夫の面倒は、信頼できる嫁にゆだねることにしました」

と口にするようになったのです。

それと同時に、以前は苦悩に満ちていた彼女の顔には、穏やかな笑顔が浮かぶようになりました。

今まで私が関わらせていただいた患者さんのうち、安らかに旅立っていかれたと思われる方々には、ある共通点があります。

それは「苦しみの中で、ご自身がこだわっていたことや大事にしていたことを『ゆだねる』覚悟を決められた」という点です。


多くの患者さんは、最初のうちは、入浴やトイレなど身のまわりのことを自力でやることにこだわり、「自分が働いて家族を養うこと」「家事を自分がやって家族を支えること」「任された仕事を自分自身でやり遂《と》げること」などにこだわっておられます。

でも、病気はなかなか治らず、体も自由に動かすことができない。

そのような中で、希望(この場合は責任感、義務感といってもいいかもしれません)と現実との間にギャップが生じ、苦しみが生まれます。

とてつもない苦しみの中で、患者さんたちは悩みながらも、「今までこだわっていたことが、もう自分にはできない」という現実を少しずつ受け入れ、さらに自分が、実は多くの人によって支えられて生きているということに気づきます。

それは、元気で、何でも自分でできていたときには気づかなかったことです。

そして、心から信頼できると思った人、「自分の気持ちをわかってくれた」と感じられた人に、今までこだわっていたこと、大事にしていたことをゆだねようと決意するのです。


おそらく、みなさんの中にも「家族のためだと思えば、仕事や家事を頑張ることができる」という方はたくさんいらっしゃるでしょうし、たとえば料理人であれば味にこだわり、外科医であれば自分の手術の腕に誇りを抱くなど、「これだけは譲れない」「これこそが自分のアイデンティティだ」と思えるものを持っている人も少なくないでしょう。

元気なときにこだわっていたもの、大事にしていたものは、体力や気力が充実し、物事が順調に運んでいるときならば、日々を生きるための指針《ししん》や支え、張り合いになりますが、状況が変われば「重い枷《かせ》」になり、苦しみのもとになります。

何らかの事情で働けなくなったり家事ができなくなったり、料理人が病気によって味覚障害になってしまったり、外科医が、老化に伴う視力の低下によって細かい作業ができなくなってしまったり……。

そんなとき、こだわりや誇りを持っていた人ほど、生きる支えを失ったと感じ、「自分はもうダメだ」と思い悩んでしまいがちだからです。

そのような苦しみの中で、心の穏やかさを取り戻す方法は一つしかありません。

こだわりを持ち大事にしてきたけれど、どうしてもできなくなってしまったこと、自分の手に余ることを「ゆだねる」のです。

自分一人で働いて家族を養うことが難しくなったら、家事ができなくなったら、パートナーやほかの家族に助けを求め、ときには全面的にゆだねる。

料理人が味覚障害になったら、外科医が手術できなくなったら、信頼できる弟子や後輩に仕事をゆだねる。

病気や怪我によって体の自由がきかなくなったら、入浴やトイレの介助を人にゆだねる。

苦しみの中で、ずっと「これだけは譲れない」と思っていたものを手放そう、信頼できる人、自分の気持ちをわかってくれる人にゆだねようと思えたとき、人はそれまで感じたことのない、大きな安らぎを得られるのです。

必ずしも「家族の介護」を
背負うことはない。
他者にゆだねることで、
最良の結果を得ることもある

現在、日本社会の高齢化の進行に伴い、介護を必要とする人が急増しています。

「平成29年版高齢社会白書」（内閣府）によると、２０１２年に４６２万人だった65歳以上の認知症の患者さんは、２０２０年には６００万人以上、２０２５年には７００万人に達すると推計されています。

また、65歳以上で要介護または要支援の認定を受けた人の数は、２０１１年度についに５００万人を超え（５１５万人）、以後２０１２年度に５４５万人、２０１３年度に５６９万人、２０１４年度に５９２万人と、一年あたり20万〜30万人のペースで増え続けています。

介護を必要とする方が増えるということは、介護に直面するご家族も増えるということです。

おそらく、みなさんの中にも、パートナーの、もしくは親の介護をしているという方がいらっしゃるのではないでしょうか。

ちなみに、74歳以上の後期高齢者で介護を必要とする方の6割以上が、配偶者、子ども、子どもの配偶者など、同居している家族による介護を受けているそうです。

その理由はさまざまでしょう。

施設に預けたり、ヘルパーさんを頼んだりするにはお金がかかりますし、そもそも現在、要介護者の数に対して、施設やスタッフの数が追いついていません。自宅で介護を受けている人の中には、特別養護老人ホームへの入所を希望しているのに、入れる施設がなく、待機を余儀なくされている「介護難民」も数多く含まれているはずです。

しかし、何より大きな理由となっているのが、日本に根強く残っている「介護は家族がするものである」という考え方ではないでしょうか。

もちろん「愛する家族だからこそ、自分が介護をしたい」という方もたくさんいるでしょうが、中には「自分でちゃんと介護しないと、あとで悔やんだり自己嫌悪に陥ったりしそう」「周りの目が気になって、施設に預けられない」といった気持ちを抱えている人もいるのではないかと思います。

ただ、必要なときに手を貸す程度であればまだよいのですが、終日《しゅうじつ》つきっきりで介護しなければならない場合、ご家族の負担は一気に重くなります。

大家族で、全員が力を合わせて介護をすれば、それぞれの負担は軽くなるかもしれませんが、核家族化した今の日本では、一人だけに負担が集中することが少なくありません。

特に「高齢者を、高齢の配偶者が介護する」「高齢の子どもが、さらに高齢の親を介護する」などの、いわゆる「老老介護」の場合、介護する側は大変な苦労を背負うことになります。

こうした中、「介護疲れ」によるいたましい事件も増えています。

警察庁の統計によると、2007年から2014年までの間に、「介護・看病疲れ」を動機とする殺人・傷害致死《しょうがいちし》などが400件近く起こっており、自殺の件数も2007年以降、毎年250件前後と、横ばいの状態が続いているそうです。

また、介護のために仕事を辞める「介護離職《りしょく》」も、近年、増加の一途《いっと》をたどっています。

総務省の「平成24年就業構造基本調査」によると、2007年10月から2012年9月までの5年間に、家族の介護や看護を理由に離職した人の数は男女合わせて45万4000人であり、特に2011年10月から2012年9月までの間に、10万1000人もの人が介護離職をしています。

私はこれまで、介護のために仕事を辞められた方をたくさん見てきました。

「仕事と介護との両立に疲れた。仕事を辞めて、少しでも楽になりたい」という人、

「介護に時間をとられると、仕事に専念できず、出世競争から外れてしまう。そんな自分を同僚や部下に見せたくないし、誰にも相談できない」という人。

理由はさまざまであり、それぞれ気持ちはとてもよくわかるのですが、私は、介護離職にはあまり賛成できません。

結果的に「夫婦共倒れ」もしくは「親子共倒れ」になってしまうケースがあまりにも多いからです。


介護生活はいつまで続くかわからず、ときには10年以上に及ぶこともあります。収入がなく、貯金や親の年金を生活費や介護にかかる費用にあてる暮らしは、そう長く続けることはできないでしょう。


さらに、介護終了後の復職《ふくしょく》や再就職にも困難が伴います。

2012年に三菱UFJリサーチ&コンサルティング株式会社が行った調査によ

ると、介護離職者のうち、正社員として再就職できた人は約50％、契約社員やパート・アルバイトとして働いている人が約18％で、約25％の人は仕事をしていない、という結果が出たそうです。

介護期間中、親の年金に頼っていた人の中には、親が亡くなると同時に年金収入もなくなり、生活が立ち行かなくなってしまう人もいます。

人生には、人に頼ったり甘えたりした方がいい場面が数多くあります。

人は決して一人では生きていけませんし、一人でやれることには限界があります。「任された荷物を、責任を持って、自分で背負って歩く」というのも素晴らしいことですが、荷物があまりにも重すぎる場合は無理をせず、自分がつぶれたり荷物を落としたりしてしまう前に、周りの人に分担して持ってもらう必要があります。

介護を人にゆだねるには、勇気と覚悟が必要かもしれませんが、「一人で何とかしなければ」と頑張りすぎたり、「仕事を辞めなければ」と思いつめたりする前に、まずは周りの人に相談し、協力してもらいましょう。

そして「家族の面倒をみるのは当たり前」「配偶者や子どもに介護してもらえる人は幸せ」といった常識や思い込みに縛られず、必要に応じて国や自治体、民間のサービスを利用し、介護専門の施設やスタッフに頼ることを考えてください。

一時的につらい思いをすることがあったり、ほかの人に迷惑をかけたりしたとしても、最終的にはそれが、介護をする人にとっても介護される人にとっても、最良の結果をもたらすことになるのです。

延命治療をするか、しないか。
どの道を選んでも後悔があるときは、
一人で決断をしない

すでにお話ししたように、人生の最終段階の医療においては、自分で意思決定ができない患者さんに代わり、ご家族が患者さんの命や体に関わる選択をゆだねられることがしばしばあります。

その際、「推定意思」についてご説明すると同時に、私がご家族の方に必ずお伝えしていることがあります。

それは、「決して一人で決断を下さず、周りの人たちとしっかり話し合って決めてください」ということです。

たとえば胃ろうを造設するかどうかを、ご家族の一人が決めてしまうと、考え方の異なるご家族や親戚から、「体に穴を開けるなんて」あるいは「胃ろうをつくれば、もっと長生きできたのに」と責められるおそれがあります。

何より、決断を下したご本人が「本当に自分の選択は正しかったのだろうか」と、いつまでも悩み、後悔し続けることになりかねません。

しかし、みんなで話し合い、納得して決めたことであれば、誰か一人だけが責められることもありませんし、気持ちを共有できる人、その決断を下した理由をわかってくれる人がいれば、後悔も軽減されるはずです。

また、患者さんのご家族が「延命《えんめい》治療を行うかどうか」の判断を迫られることも少なくありません。

患者さんが常々「延命治療はしないでほしい」などと言っていたなら、それが判断のよりどころになりますが、たいていの場合、ご家族は「できるだけ長く生きていてほしいけれど、それが本人の望みなのだろうか」「本人にとっても自分たちにとっても、苦しい時間が長引くだけではないだろうか」「治療費は足りるだろうか」といった、さまざまな思いを抱えることになります。

どちらを選ぶにしても大変な葛藤《かっとう》が生じ、多少なりとも後悔が残るでしょうが、これについても私は、医師や病院または在宅チームのスタッフなどに相談したうえで、患者さんの推定意思を尊重しつつ、ご家族やご友人など、関わりの深い方々で話し合って決めていただきたいと思っています。

なお、「医師や病院または在宅チームのスタッフなどに相談したうえで」と書いたのは、より後悔の少ない選択をするために、「何のために行う延命治療か」「延命治療には、どのようなリスクがあるか」といった正確な情報を得ることが必要不可欠だからです。

昨今、「延命治療」という言葉にはネガティブなイメージがつきまといがちですが、ひと口に「延命治療」といっても、治る可能性がある患者さんに行うものと、ただ「生かすこと」のみを目的として行うものとでは、意味合いがまったく変わってきます。

もし患者さんに治る可能性があるとわかっていれば、おそらく多くのご家族が延命治療を望むはずです。

ところが、そうした違いをよく理解しないままに「延命治療は本人を苦しめるだけだ」と決めつけ、治る可能性のある患者さんへの治療を拒否してしまったら、あとで悔やむことになりかねません。

一方、治る可能性が低い場合には、「ただ『生かすため』だけの延命治療なら、本人も望まないだろうし、必要ない」と考える人もいれば、「少しでも長く、この世に存在してもらうことに意味がある」と考える人もいるでしょう。

ただ、延命治療は、一度始めてしまうと、なかなか中断することができません。

治る可能性の低い患者さんが重体に陥り、動揺したご家族から「最善を尽くしてほしい」と依頼された医師が延命治療を行った結果、治療期間が長くなり、治療費もかさみ、後悔したご家族から「こんなことになるなら、初めから延命治療など望まなかったのに」と責められてしまうケースも少なくないのです。

そして医療の専門家でなければ、個別の状況を踏まえ、先々のことまで事前に想定することはできません。

だからこそ、決断を下すにあたっては、医療関係者を含め、多くの人たちに相談し、意見を聞き、しっかりと話し合う必要があるのです。

人生には、ほかにも大きな決断を迫られる局面がたびたび訪れます。

そのようなときには、ぜひ「誰か」にゆだねてみてください。

決して一人で抱え込まず、周りの人たちに心を開き、情報や意見を求め、一緒に考えてもらうのです。

それこそが、より良い選択をし、後悔を少なくする一番の方法であると、私は思います。

第七章

どんな絶望、苦しみを抱えていても、今日一日を大切に過ごす

どんなにささやかなことでも、
「選ぶ」ことができるのは、
人に与えられた最高の贅沢

「人生は選択の連続である」

これはウィリアム・シェークスピアの言葉ですが、私たちの人生は、無数の選択の結果によって形作られています。

「どの学校に進学するか」「どの職業に就き、どの会社に入るか」「結婚するかどうか」「どんな家に住むか」といった、人生を左右する大きなことばかりではなく、日常生活の中で、私たちは常に選択をしています。

たとえば「食事をする」という行為にも、「家で食べるか、外で食べるか」「一人で食べるか、誰かと一緒に食べるか」「和食にするか、洋食にするか」「何から食べ始めるか」「醤油をかけるか、ソースをかけるか」といったさまざまな選択肢があり、私たちはその中から何かを選び続けているのです。

与えられた選択肢の中から何を選ぶか。
そこに、「その人の意思」「その人の望み」「その人らしさ」が表れているのです。

もっとも、「選択」というのは、少々厄介《やっかい》な行為でもあります。

「それぞれの選択肢のメリットとデメリットを比較し、『自分がどうしたいか』を加味したうえで、より良いものを選ぶ」という面倒な手順を踏まなければいけませんし、選択の結果があまり好ましいものでなければ、後悔という苦い感情を味わわなければなりません。

「選ぶのが苦手」「全部、誰かが決めてくれればいいのに」という人も、少なくないでしょう。

しかし、ふだん私たちはあまり意識していませんが、「複数の選択肢の中から何かを選ぶことができる」「迷うことができる」というのは、実はとても幸せなことなのです。

食事の例でいえば、「家で食べるか、外で食べるか」「何を食べるか」で迷うことができるのは、外出し、何でも食べることができる健康な体と、外食できるお金があるからですし、「一人で食べるか、誰かと一緒に食べるか」で迷うことができるのは、一緒に食べる相手がいるからです。

つまり「選択肢が多い」という状態は、それだけ恵まれた状態、自由な状態でもあるといえます。

そして「自分には常に選択の自由があったのだな」と気づくのは、たいてい、病気になったときや、人生の終わりが近づいてきたときです。

病気などで体が不自由になると、選択の幅が大きく狭まるからです。

元気なとき、私たちは自分の足でどこにでも行くことができますが、体の自由がきかなくなると、通りの向こうのコンビニに行くことも、自宅のトイレに自力で行くことも難しくなります。

食べるものも制限され、病気の症状や種類によっては流動食《りゅうどうしょく》しか摂取《せっしゅ》できなくなったり、口からではなく、胃ろうによって体内に取り込まなければならなくなったりします。

私はよく、「もう一度、歩いて近所のスーパーに行きたいなあ」「もう一度、寿司をお腹いっぱい食べたいなあ」「自分が元気なとき、どれほど自由にいろいろなものを選べていたか、今になってよくわかるよ」といった患者さんの言葉を耳にします。

何かを選び、実行することができるというのは、それほど幸せなことなのです。

ですから私は、患者さんがこの世を去る最後の瞬間まで、決して「選択の自由」を奪ってはならないと思っています。

自力でトイレに行けなくなった方には、おむつを使うか、ポータブルトイレを使うか、尿道留置《にょうどうりゅうち》カテーテルを使うかを選んでいただく。

体が動かなくなった方には、誰に介護を頼むかを選んでいただく。

人生の最終段階を、どこで誰と過ごしたいかを選んでいただく。

たとえ患者さんご自身に意識がなく、判断ができなくても、ご家族や親しい方が「推定意思」によって判断を下せば、患者さんの選択の自由は守られます。

「選択する自由があること」は、その人らしく生きるうえで不可欠な要素であり、どんなに困難で苦しい状態にあっても、「自分には選択の自由がある」と思えることが心の支えになります。

自力で用が足せないからといって、周囲の人たちが勝手におむつの使用を開始したり、ご本人の希望を無視して、世話をする人や人生の最終段階の過ごし方を決めてしまったりするのは、その人らしく生きる権利のみならず、ときには生きる気力すら奪うことになりかねません。

もしかしたら、みなさんの中には「自分は思い通りに生きられていない」と思っている人がいるかもしれませんが、そのような方はぜひ、日常の中で何気なく選んでいるものに、目を向けてみてください。

自分がふだん、いかに多くのことを、自由に当たり前に選んでいるかに気づくことができれば、きっと自分の人生を肯定し、明日からより意識的に、一つひとつの選択ができるようになるはずです。

たとえ、「お一人様」だったとしても
心配することはない。
最後のときまで、幸せに生きられる

今後、日本では、一人暮らしの高齢者が増えていくと考えられています。

2015年の国勢調査をもとに、国立社会保障・人口問題研究所が2018年に発表した「日本の世帯数の将来推計」によると、2015年には男性14・0%、女性21・8%であった65歳以上の独居《どっきょ》率が、2025年には男性16・8%、女性23・2%、さらに2040年には男性20・8%、女性24・5%に達するとされています。

その理由の一つとしては「未婚率の上昇」が挙げられますが、結婚しても、離婚したり配偶者に先立たれたりして、しかも子どもがいない（もしくは子どもと同居しない）場合には、やはり一人で暮らすことになります。

核家族化が進んだ今の日本社会では、兄弟も少ないことが多く、いつ誰が一人暮らしになってもおかしくはないのです。

そして、一人暮らしの高齢者を待ち受ける現実は、非常にシビアです。介護が必要な状態になっても家族に頼ることはできませんし、アパートなどへの入居や入院の際の保証人を探すのも難しいかもしれません。

この世を去った後、葬儀《そうぎ》は誰がやってくれるのか、残された財産はどうなるのか、不安に思っている人もいるでしょう。

さらに今後、「お一人様」にとって、より厳しい状況が訪れるおそれもあります。

高齢化の進行と、それに伴う高齢者の認知症患者数や要介護者数の急増に施設やスタッフの数が追いついていないことから、近年、「介護難民」が急増しており、特別養護老人ホームへの入所待機者は、2016年4月時点で、合計約29万5000人に達しています。

加えて、2025年ごろまでに団塊《だんかい》の世代全員（約800万人）が75歳以上の後期高齢者となり、医療や介護の需要《じゅよう》が、さらに増加することが見込まれています。

一方、政府はサービスの自己負担上限や自己負担割合を引き上げるなど、介護保険費用の抑制を図るとともに、病床《びょうしょう》数を減らし、特別養護老人ホームへの入所基準を厳しくし、在宅サービスの増加を図るなど、医療・介護制度の、病院・施設から地域・在宅への転換に踏み出しています。

つまり、介護において、ますます家族の協力が求められるようになると予想されるのです。

そのような中、「面倒をみてくれる」家族を持たない一人暮らしの高齢者は、一体どうすればいいのでしょうか。

私は、一人ひとりが、ふだんからさまざまな人と信頼し合える人間関係を築くことが、何よりも大事だと思っています。

同世代の友人だけでなく、世代の違う友人をつくり、地域の人ともできるだけ交流を深めておくのです。

実際、私は今まで、介護保険を使ったサービスや地域の方々のサポートを得て一人で生活されているご高齢の方を、何人も見てきました。


これはもちろん、未婚の方だけに限った話ではありません。

すでにお話ししたように、今の日本では、誰でも「一人暮らしの高齢者」になる可能性があるからです。

いや、むしろ結婚し、会社員として働いている男性の方が、早いうちからより意識的に、友人や地域の人たちとの関わりを持った方がいいかもしれません。

現役時代は仕事一辺倒で、家族や仕事関係者以外とのつながりを持っていなかった男性が、定年退職したのち配偶者に先立たれ、途方に暮れてしまうというケースが少なくないからです。

これから先、日本の医療・介護制度がどうなっていくのか、まだわからない部分がたくさんありますが、どうかいたずらに不安がることなく、心を開き合い、支え合える仲間をたくさんつくってください。

そうした絆がのちに、あらゆる意味で、みなさんの生活や心の支えとなってくれるはずです。

なお、ときには人を超えた存在とのつながりが、大きな心の支えとなることもあります。

かつて関わらせていただいた80代の女性の患者さんは、20歳のときに慢性腎《じん》不全と診断されて以来、週3回の透析《とうせき》を受け続けてきました。

彼女は「人から責められるようなことは何一つしていないのに、なぜ腕に大きな傷をつけ、週3回も病院に通わなければならないのか」と人生を恨み、自暴自棄《じぼうじき》になり、「いっそのこと透析をやめ、人生を終わらせてしまいたい」と思ったことすらあったそうです。

そんなある日、たまたま書棚にあった三浦綾子さんの小説『塩狩峠』を読んだ彼女は、大きな感銘を受けました。

苦しむ友人の力になりたいと願いながらも友人から冷たくされ続け、やがて友人を憎むようになってしまう主人公の姿に自分を重ね合わせ、「人から責められるようなことは何一つしていない」と思っていた自分の傲慢《ごうまん》さに気づくと同時に、そんな自分を、神様は無条件に赦し、受け入れてくださっていると感じたそうです。

彼女はあるとき、穏やかな笑顔で次のように語ってくれました。

「透析にいつまで通えるかわかりませんし、心臓も悪くなり、私の命もそう長くはないと思います。それでも私は今、とても幸せです。神様に愛され守られていると感じられるからです」

人を支えてくれるのは、生きている人との絆だけではありません。

「家族がいない」という方、「家族や友人はいるけれど、支え合える関係ができていない」という方は、ぜひ神様や先に亡くなったご家族など、人を超えた存在、目に見えない存在とのつながりを信じてみてください。

それがもしかしたら、心の平和や幸せをもたらしてくれるかもしれません。

日々の暮らしの中で、
身近な人たちとの
関係を大事にすること。
それが最高に幸せな「終活」となる

少子高齢化などにより、自分の将来や、この世を去ったあとのことを心配する人が増えたせいでしょうか。

近年、「終活」という言葉を頻繁《ひんぱん》に耳にするようになりました。

やがてやってくる自分の死を意識し、さまざまな準備をしておくのは、たしかに非常に大事なことです。

きちんと意思表示ができるうちに、重体に陥ったときにどうしてほしいか、葬儀はどのように行い、誰を呼んでほしいか、印鑑《いんかん》や重要な書類はどこにあるか、財産はどのように分けてほしいかなどを、エンディングノートや遺言にまとめておけば、残された家族が迷ったり悩んだりすることはかなり減ります。

会社の重要な役職から早めに退いたり、いらないものを処分したりしておけば、いざというときに、周りの人が困らなくてすむでしょう。

しかし一方で、「自分が死ぬことなんて、まだまだ考えられない」という人や、「親が死ぬことなんて考えたくない」という人も、おそらくたくさんいるでしょう。「年齢的なことを考えると、終活をしておいた方がいいのはわかっているけれど、ついつい先送りにしてしまう」「こんなことで大丈夫だろうか」と不安に思っている人もいるかもしれません。

それも無理のないことだと思います。

元気なとき、人はなかなか「死」については考えられないものです。

なぜなら、死というのは、あくまでも非日常だからです。

たとえば、近年、いくつかの震災がありましたが、そのような大きな災害に遭遇《そうぐう》したとき、初めて何気ない日常のありがたさに気づき、「これからは、この気持ちを忘れず、一日一日を大事に生きよう」と思った人は、おそらくたくさんいるはずです。

あるいは、親が病気で倒れたとき、多くの人は、最初のうちは「親孝行しなければ」と献身《けんしん》的に介護をするでしょう。

でも、災害に遭ったときの気持ちを、いつまでも抱き続けていられる人はいません。

介護生活も長期にわたれば、どうしてもいらだったり、不満を抱いたりするようになるでしょう。

非日常というのは心身の緊張を強いられるため、とても過酷《かこく》で疲れるものです。

日常生活の中で、人がなかなか死について考えたり、死を意識したりすることができないのは、仕方がないことだといえるでしょう。

また、前もって情報を集め、心の準備をしていても、それが必ず役に立つとは限りません。

以前、ある新聞記者が「仕事で、葬儀についていろいろと調べていたのに、自分の親が死んだときには、その知識をまったくいかすことができなかった」と書いていましたが、実際には予想外のことがいろいろと起こるものです。

もちろん終活をすることを否定はしませんが、「終活しなければ」と焦《あせ》りすぎる必要もないのです。

ただ、しいて言うならば、ご家族や近しい友人など、周りの人たちとできるだけコミュニケーションをとっておくことは、将来の備えとして、非常に重要です。

病気になったり、死が間近に迫ってきたりしたとき、まさに周りの人との絆こそが心の支えとなり、苦しみを和らげてくれるからです。

さらに、エンディングノートや遺言とまではいかなくても、ふだんの会話の中で「もし自分が倒れたら救急搬送を頼むかどうか」「治る見込みのない延命治療を行ってほしいかどうか」「人生の最後を自宅で過ごしたいか、病院で過ごしたいか」といったことは、伝えておくとよいかもしれません。

そうすれば、意識不明の状態に陥ったときでも、望まない医療措置《そち》を施される可能性が低くなりますし、こうした情報は、残されたご家族や友人が推定意思を行ううえでのよりどころにもなるからです。

日々の暮らしの中で、身近な人たちとの関係を大事にすること。

それが最大にして最高の「終活」なのです。

おわりに

人々が真の意味で幸せに生き、人生最後の瞬間まで穏やかな気持ちで過ごせるような社会にするために、今、自分にできることは何か。

これは、私が生涯《しょうがい》をかけて取り組むべきだと考えている、大きなテーマです。

そのために私は、在宅医療に従事《じゅうじ》しながら、診療の合間をぬって、有志とともにエンドオブライフ・ケア協会を立ち上げ、人生の最終段階に対応できる人材育成のために、エンドオブライフ・ケア援助者養成基礎講座（2日間研修）を2015年夏から3年間で50回以上行ない、3000人以上の受講生を輩出してきました。

また、そこで学ぶ対人援助を応用して、解決できない苦しみを抱えながら生きようとする子どもたちのために、小・中学校を中心とした「いのちの授業」を行うなど、さまざまな活動を続けてきました。

エンドオブライフ・ケア協会は、人々が住み慣れた地域で、人生の最終段階を穏やかに暮らせるような社会を目指して立ち上げたものです。

特に今は、団塊の世代の方全員が後期高齢者となる2025年問題までに、看取《みと》りに関わることができる人材を育成することを主なミッションとしています。

一方、「いのちの授業」は、自殺予防といじめ対策を一番の目的としています。

なぜ、自分のいのちを傷つけたり、ほかの誰かを傷つけたりしてしまうのか、いのちがどれほどかけがえのない尊いものであるか。

それらを、これからの社会を担う子どもたちと一緒に考えたいと思ったのです。

こうした活動をしていると、「どうしてお金にならないようなことをやっているのですか?」と尋ねられることがあります。

そのようなとき、いつも頭に浮かぶのは「自分一人では、これから地域に、日本社会に増えていく『苦しむ人』全員に関わることができないから」という答えです。

今後、日本は超高齢少子多死時代に突入します。

ところが、増え続ける高齢者の数に対し、医療・介護に従事する人や設備の数が、あまりにも不足しています。

お一人で人生の最終段階を迎える人も増えるでしょうし、年金給付年齢の引き上げ等により、生活資金に困窮《こんきゅう》する人も増えるでしょう。

「そんなシビアな環境の中で病気や死に直面した患者さんの人生の最終段階に関わらせてほしい」というのが私の願いですが、どれほど自分が頑張っても、日本のすべての患者さんに関わることはできません。

めぐみ在宅クリニックのスタッフが訪問できるエリアは限られていますし、年間に関わることができる患者さんやご家族も限られています。

だからといって、「自分たちの手の届く人たちだけに関わることができればいい」とは、とても思えません。

では、自分たちの手の届かないところで苦しむ誰かのためにできることは何か。

そう問い続けた結果、私は「同じような志を持つ仲間が増えていけば、より多くの『苦しむ人』に関わることができるのではないか」との結論に達したのです。

人生には思いがけないこと、思い通りにいかないことがたくさん起こります。

しかし、何が起ころうと、自分にとって本当に大事なことに気づき、支えとなるものを見つけ出すことができれば、人は必ず幸せになることができます。

特に、苦しいとき、そばにいてくれて、自分の気持ちをわかってくれる誰かの存在は、暗闇を照らす灯りになります。

そして、苦しんでいた人が、誰かとの関わりを通して穏やかな気持ちを手に入れたなら、その人はきっと、次に出会うほかの誰かに優しくなれるはずです。

そんなプラスの連鎖《れんさ》が起こり、人と人が、互いに支え合える社会になること。

これからの日本で、一人ひとりが幸せに、穏やかに人生を終えるために必要なのは、そうした社会の変化ではないかと私は思うのです。

この本を書いたのも、少しでも多くの人に、プラスの連鎖を起こしてほしいと思ったからです。

みなさんが真の意味で充実した、かつ幸せで穏やかな毎日を送られること、みなさんの存在がほかの誰かの支えとなることを、私は心から願っています。

「死ぬとき幸福な人」に共通する7つのこと

発行日　2018年8月27日　第1刷
発行日　2019年3月11日　第10刷

著者　小澤竹俊

本書プロジェクトチーム
企画・編集統括　柿内尚文
編集担当　栗田亘
デザイン　原田恵都子（Harada + Harada）
編集協力　村本篤信
校正　荒井順子
カバーイラスト　原田リカズ（Harada + Harada）
制作協力　松井洋一
DTP　廣瀬梨江
営業統括　丸山敏生
営業担当　石井耕平
営業　増尾友裕、池田孝一郎、熊切絵理、大原桂子、矢部愛、桐山敦子、綱脇愛、寺内未来子、櫻井恵子、吉村寿美子、矢橋寛子、遠藤真知子、森田真紀、大村かおり、高垣真美、高垣知子、柏原由美、菊山清佳
プロモーション　山田美恵、浦野稚加、林屋成一郎

編集　小林英史、舘瑞恵、村上芳子、大住兼正、堀田孝之、菊地貴広、千田真由、生越こずえ、名児耶美咲
講演・マネジメント事業　斎藤和佳、高間裕子、志水公美
メディア開発　池田剛、中山景、中村悟志、小野結理
マネジメント　坂下毅
発行人　高橋克佳

発行所　株式会社アスコム

〒105-0003
東京都港区西新橋2-23-1　3東洋海事ビル
編集部　TEL：03-5425-6627
営業部　TEL：03-5425-6626　FAX：03-5425-6770

印刷・製本　中央精版印刷株式会社

Printed in Japan ISBN 978-4-7762-1005-4

購入者にだけプレゼント！

スマートフォン、パソコン、
タブレットで

「人生を幸福にする7つの質問」

がダウンロードできます。

アクセス方法はこちら！

▼

下記のQRコード、もしくは下記のアドレスからアクセスし、会員登録の上、案内されたパスワードを所定の欄に入力してください。
アクセスしたサイトでパスワードが認証されますとダウンロードできます。

https://ascom-inc.com/b/10054

※通信環境や機種によってアクセスに時間がかかる、
もしくはアクセスできない場合がございます。
※接続の際の通信費はお客様のご負担となります。